H_2O

水を活かす

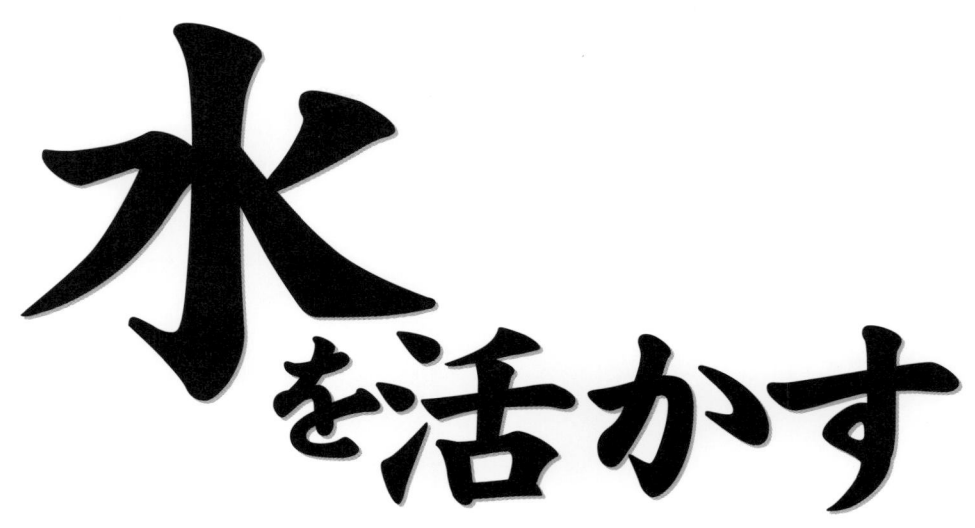

人・心・体・癒し・魅力と魔力
水のすべてを語り尽くした決定版

アンナ・セルビー 著
佐藤志緒 訳

H₂O

First published in Great Britain in 2000
by Collins & Brown Limited
London House
Great Eastern Wharf
Parkgate Road
London SW11 4NQ

Distributed in the United States and Canada by Sterling Publishing Co.
387 Park Avenue South, New York, NY 10016 USA

Copyright © Collins & Brown Limited 2000

Text copyright © Anna Selby, 2000
Photographs copyright © Neil Mersh, 2000
excluding page 95 (top) copyright © Elemis, 2000

The right of Anna Selby to be identified as the author of this work has been asserted by her in accordance with the Copyright, Designs and Patents Act, 1988.

Japanese translation rights arranged with Collins & Brown Limited, London through Tuttle-Mori Agency, Inc., Tokyo.

All rights reserved. No part of this publication may be reproduced, stored in a retrieval system, or transmitted in any form or by any means, electronic, mechanical, photocopying, recording or otherwise, without the prior written permission of the copyright owner.

Printed and bound in Singapore

注意
本書で紹介する水の療法や摂取量については、医師からの適切な助言を無視するためのものではありません。
これらについては、すべて読者自身の判断と責任の上でご利用いただくようお願いします。

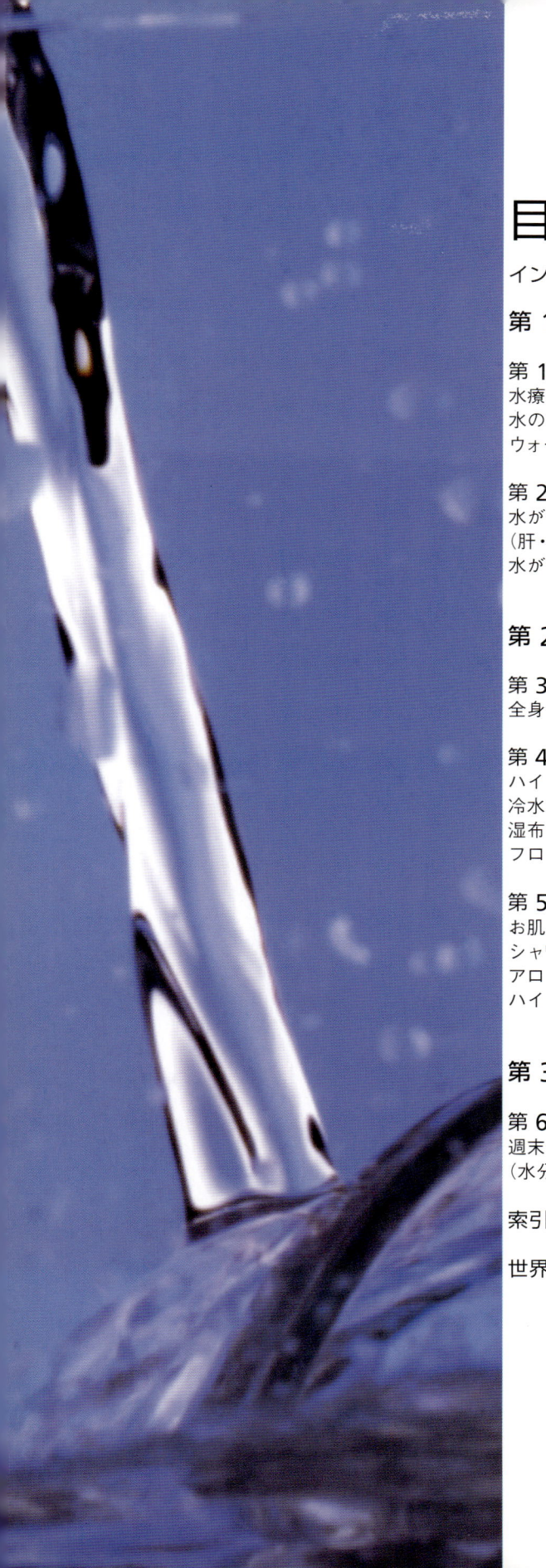

目次

イントロダクション	6
第 1 部　水を飲む	12
第 1 章　生命の液体	14
水療法／脱水症状を促す飲み物／1日に必要な水分量／水のちがい(ボトルド・ウォーター、フィルタード・ウォーター、水道水など)／体のためになる飲み物	
第 2 章　水が体にいい理由	36
水が体内器官、体内システムに与えるよい影響(肝・腎臓機能、消化器系、免疫システム、リンパ系)／水が美容に与えるよい影響	
第 2 部　ウォーター・セラピー	52
第 3 章　水の楽しみ	54
全身浴／水泳／アクアビクス	
第 4 章　ハイドロセラピー・トリートメント	62
ハイドロセラピーの効用／スチームバスとサウナ／冷水トリートメント／ウォーターマッサージ／湿布、ラップ、シーツ／タラソテラピー／フローテーション・タンク	
第 5 章　自宅でできるハイドロセラピー	78
お肌のトリートメント(スキン・ブラッシング、ボディースクラブ、シャワー、セラピーバス、泥と海藻のトリートメント、アロマセラピーバス、足のトリートメント、蒸気吸入)／ハイドロセラピーで治療できる症状名一覧	98
第 3 部　水分補給プログラム	100
第 6 章　あなたのためのプログラム	102
週末デトックス・プログラム／1カ月プログラム(水分補給を促す食事、心身に効く実践的なエクササイズ)	
索引	138
世界のスパ一覧／関連情報	141

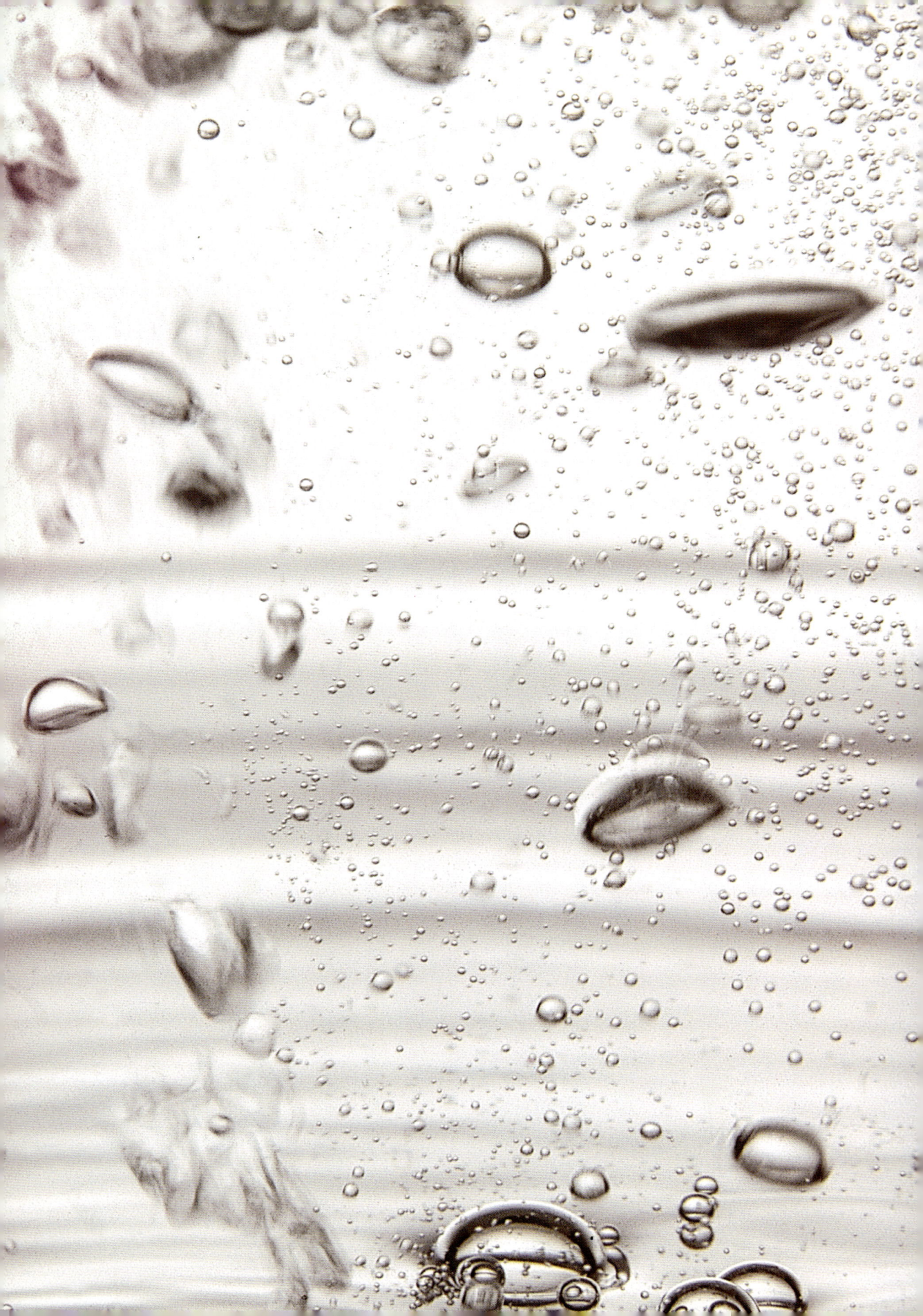

イントロダクション
水は心と体をきれいにする

　水は「浄化」の代名詞です。それは、なにも体に限ったことではありません。キリスト教の洗礼の水、イスラム教の聖水──世界的に有名な、ありとあらゆる宗教の中で、水は「魂を浄化してくれるもの」の象徴として登場します。また有史以前の遠い昔にも、私たちの祖先は、地下から湧き出る泉のほとりに神をまつることが多々ありました。私たち人間にとって、水は体の内外を浄化してくれるだけでなく、心も清めてくれるものなのです。

　水に魅力を感じるのは、宗教の熱心な信者だけではありません。それ以外の人々も、なぜか水のもつ独特な魔力の虜になってしまいます。それは、きっと水のもつ不思議な性質──状況に応じて、液体から個体、さらには蒸気へと姿を変えてしまう性質──のせいなのでしょう。それに、私たちの体の75％を水が占めているせいなのかもしれません。

　人間にとって、水は非常に魅力的なものであり、心身を癒してくれるものでもあります。水辺にたたずむと、私たちの心は落ち着き、エネルギーに満ちてきます。水の中に浸かると、私たちの体は安らぎ、新たな力がみなぎってくるのです。本書では、そんな水の力を活用して、心と体を内外からきれいにする方法をご紹介しましょう。水、それはこれほど身近にありながら、今まで十分活用されることがなかった偉大な資源なのです。

イントロダクション

心身を清めてくれる水

水は汚れを洗い流す──誰でも知っている当たり前のことです。ところが、このひとつの事実をもとに、人々は何千年も前から「心身を浄化し、リフレッシュし、回復に導く」という水の特性に気づいていました。たとえば、洗礼の水は「再生」の象徴です。また断食の一環として、水は体だけでなく、心まで清めてくれる存在です。そしていにしえの昔から、水は人間の健康管理において中心的役割を果たしていたのです。

キリスト誕生よりもずっと前に、この水の特性に気づいて医術に活用した人がいました。ギリシャの医師ヒポクラテス（紀元前460～377年）です。ところがそれ以前にも、水のヒーリング効果を認め、個人的に利用していた人々がいました。たとえば、ソロモン王（紀元前1015～977年）とシバの女王は、死海近くに宮殿を建て、その海水のセラピー効果を享受していました。クレオパトラ（紀元前69～30年）は、死海の水と泥を使ってその美しさを保っていました。また古代ローマ人は、温泉が湧き出るところに必ず浴場をつくったことで有名です。その後18世紀には、スパ（バーデン・バーデンからバースに至るまで）が大流行し、金銭的余裕のある人々は皆「水浴び」に出かけていました。そして続く19世紀には、海で入浴するのが流行の最先端と言われるようになり、おしゃれなご婦人たちが車輪つきの「入浴小屋」に乗り込み、次々と海に繰り出していたのです。

こういったさまざまな水療法を通じて、人々は次第に「水は体の健康だけでなく、その他の面にも効くようだ」と考えはじめました。なぜなら、水とふれあうと体にエネルギーがみなぎる一方で、心が落ち着いて機敏になり、しかもストレスを感じなくなっていることに気づいたからです。当初、こういった変化はハイドロセラピー（水療法）や、海辺でのんびりと過ごす休日がもたらすよい効果だと考えられていました。しかし現在では、「リハイドレーション（水分補給）」によるものだと言われています。つまり、人は水をたくさん補給することによって心身共に癒されるという考え方です。これを科学的に実証するのはかなりむずかしいことです。でも、「水のそばにいるだけで精神的に癒された」という証拠事例なら山ほどあります。ためしに、さざ波の眠気を誘うようなリズムや、山の中の湖のひっそりとした静けさ、水しぶきをあげて流れ落ちる滝の爽快感を思い出してみてください。

たとえ自然のすばらしさを体感できなくても、それらのイメージをいつも自分の中で「ビジュアライゼーション（視覚化）」することならできます。ビジュアライゼーションは、瞑想の中でも最も簡単で効果的な方法です。いわば、魂を休めるための行為といっていいでしょう。ビジュアライゼーションを行う際には、波の音が聞こえるテープや、海の風景写真を使います（そういったテープや写真はどこでも入手できるはずです）。テープで瞑想するコツがつかめたら、自分自身の言葉を吹き込んだ瞑想テープでイメージを誘導するのもいいでしょう。あるいは、自分が特にリラックスできる音を使うのもおすすめです。

ビジュアライゼーションについて

瞑想の形はどうあれ、あなたの体温は確実に下がります。そのまま座っていても十分あたたかい格好（ゆったりとしてくつろげる格好）をしてください。また、あなたの気を散らすものは極力避けなければいけません。電話のプラグは抜き、他の人にはなるべく静かにしてもらい、瞑想中の部屋には入ってこないよう頼んでおきましょう。ただし、ビジュアライゼーションの場合、一緒にやってくれる人がいると集中力が高まり、よい結果を得られることが多々あります。まず床で座禅を組みましょう。あるいは椅子に腰かけてもい

いでしょう。一番大事なのは、あなたが心地よいと感じる姿勢をとることです。セッションを始める前に、2、3分かけて心身を落ち着かせます。次にゆっくりとした深呼吸を3回くりかえしましょう。全身をからっぽにするような気持ちで息を吐くことに集中してください。雑念が次々と浮かぶでしょうが、単にそれらをやりすごし、決して捕われないようにしましょう。雑念はどこか頭の片隅にとっておいて、このセッションが終わったら考えればいいのです。なお、ビジュアライゼーション・テクニックの詳細については、第3部（p.132-3）をご参照ください。

　セッションが終わっても、慌ただしく立ち上がったりしてはいけません。2、3分は座ったまま、ゆっくりと深呼吸をします。そして、今の穏やかな気持ちがその日1日持続するようにします。

イントロダクション

水、リラクゼーション、瞑想

私たちは皆、水に心ひかれます。それはおそらく、先史時代以降に出現した生き物たちと同じく、私たちの体の大半を水が占めているからにちがいありません。

泳ぎがあまり得意でない人や、水に浸かるのさえこわいという人でも、水ぎわの風景や水が流れる音なら心地いいと感じるはずです。こけら板に砕け散る波や、リズミカルにしぶきをあげる噴水などは、それだけですぐに人の気持ちを和らげる効果をもっています。

忙しい毎日を送る都会人にとって、自然の中の水音は、心を落ち着かせてくれる何よりの特効薬にちがいありません。その証拠に、休日には大勢の人々が海をめざして出かけます。水は私たちをリラックスさせ、明るい気分にし、幸せにしてくれます。ストレスがたまる一方の社会にあって、私たちはこの水の特性を認めるだけでなく、それを上手に利用すべきなのです。

水のもつ沈静効果

休暇をとって海に出かけたら、水のもつ鎮静効果を最大限に利用しましょう。できれば毎日泳ぐことをおすすめします。人がほとんどいない時間——特に早朝や夕方——に、水とふれあいましょう。しぶきをパシャパシャたてながら、波打ち際を歩くだけでいいのです。そうすると明るい気分になり、リラックスできるだけでなく、血行もよくなります。特に不眠で悩んでいる人にはおすすめの方法です。こうすれば、きっと深く穏やかな眠りにつけることでしょう。

波音のリズムを聞いていると、潜在意識の奥深くに眠っている記憶が呼びさまされます。お母さんのおなかにいた頃の、あたたかく守られた感じがよみがえってくるのです。海の近くに住んでいる人は、寝室の窓を開けっ放しにして休みましょう。そうするだけで、以前よりぐっすりと眠れるようになるはずです。以前、私は小さな息子と一緒に、ポリネシアに1年間暮らしたことがあります。毎日すばらしい発見の連続でしたが、中でも一番すばらしかったのは、安眠できる最高の場所を見つけたことでした。当時私たちが暮らしていたのは、西サモアのビーチです。家には壁がまったくなかったため、同時に2種類の波音を楽しむことができました。1つは岩場に砕け散る大波の音、もう1つは入り江に打ち寄せる波のささやきです。その1年間、私たちは一度も不眠に悩まされることがありませんでした。

水の音

海、小川、滝、降りしきる雨——どの音もストレスを和らげ、心を穏やかにする力を秘めています。でも、もし自宅に噴水や泉のスペースがあれば、わざわざ外

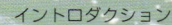

に出なくても、これと同じ効果を得ることができます。もちろん、ムーア人の噴水やトレヴィの泉のような大げさなものでなくて構いません。屋内用にしろ、屋外用にしろ、小型タイプならほとんどの園芸用品店で手に入るはずです。値段もそれほど高くないし、組み立ても簡単。あとは水道管につなぐだけでできあがりです。泉や噴水がたてる水音には、その場の雰囲気をぱっと明るくする効果があります。しかも、いろいろな水音のスタイル（小石を敷き詰めた池、滝のように落ちる噴水、あるいは水のしずくをただ陶器で受けるだけのものなど）から、自分の好みに合ったものを選ぶことができます。私の場合、庭だけでは飽き足らず、廊下やリビング、バスルームでもこういった美しい水音の演出を楽しんでいます。

心を静める

水音には、それだけで心を落ち着かせる、不思議な鎮静効果があります。その証拠に、海や小川、あるいはしぶきをあげる噴水の近くにいるだけで、私たちの心は癒されます。でも、リラクゼーション・テクニックを使ったり、水音を聞きながら瞑想をすれば、その効果は倍増するのです（詳細は、p.132-3を参照）。水音を「生」で聞きながら瞑想できれば、いっそう効果的です。それが無理な場合は、市販されているリラクゼーション用、あるいは瞑想用テープを使ってみてください。海の音、あるいは海の生物（クジラなど）の鳴き声を録音したものがおすすめです。これらを聞きながら瞑想するだけでも、十分心が静まるはずです。

水に関するミニ知識

海水と同じく、あなたの体液にも塩分が含まれているうえ、金やマグネシウムといった貴重なミネラル分も混じっています。

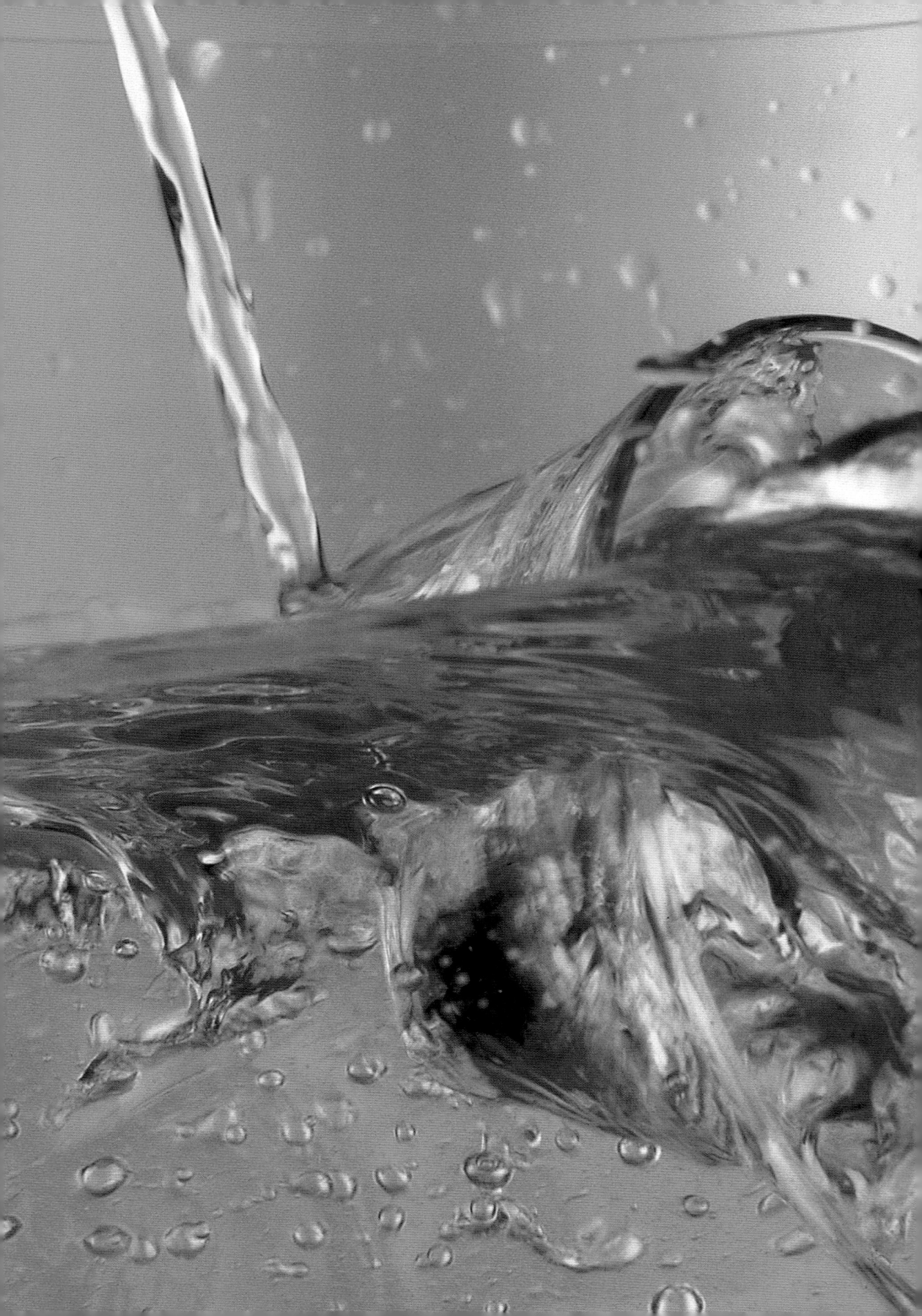

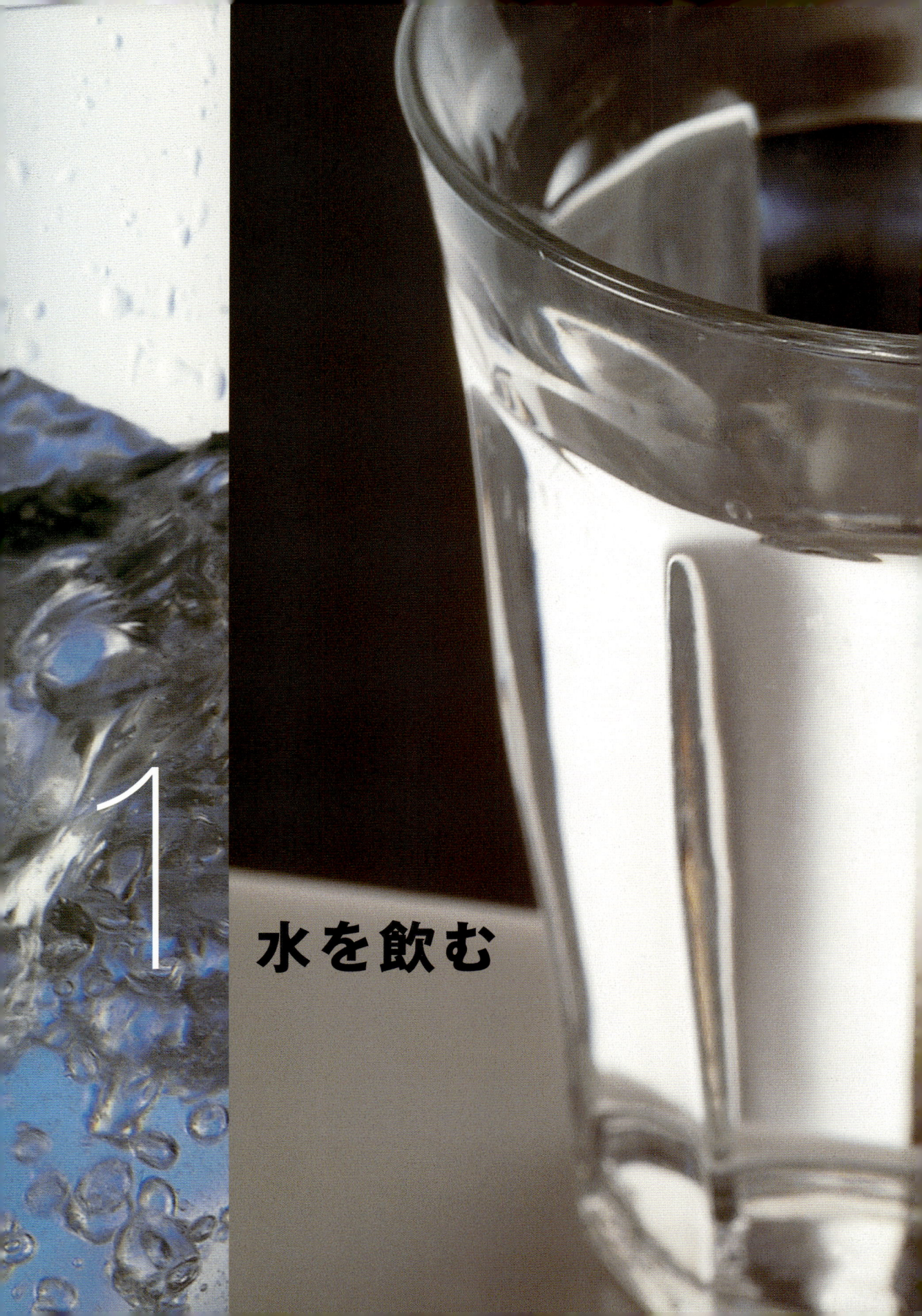

1 水を飲む

第1章　生命の液体

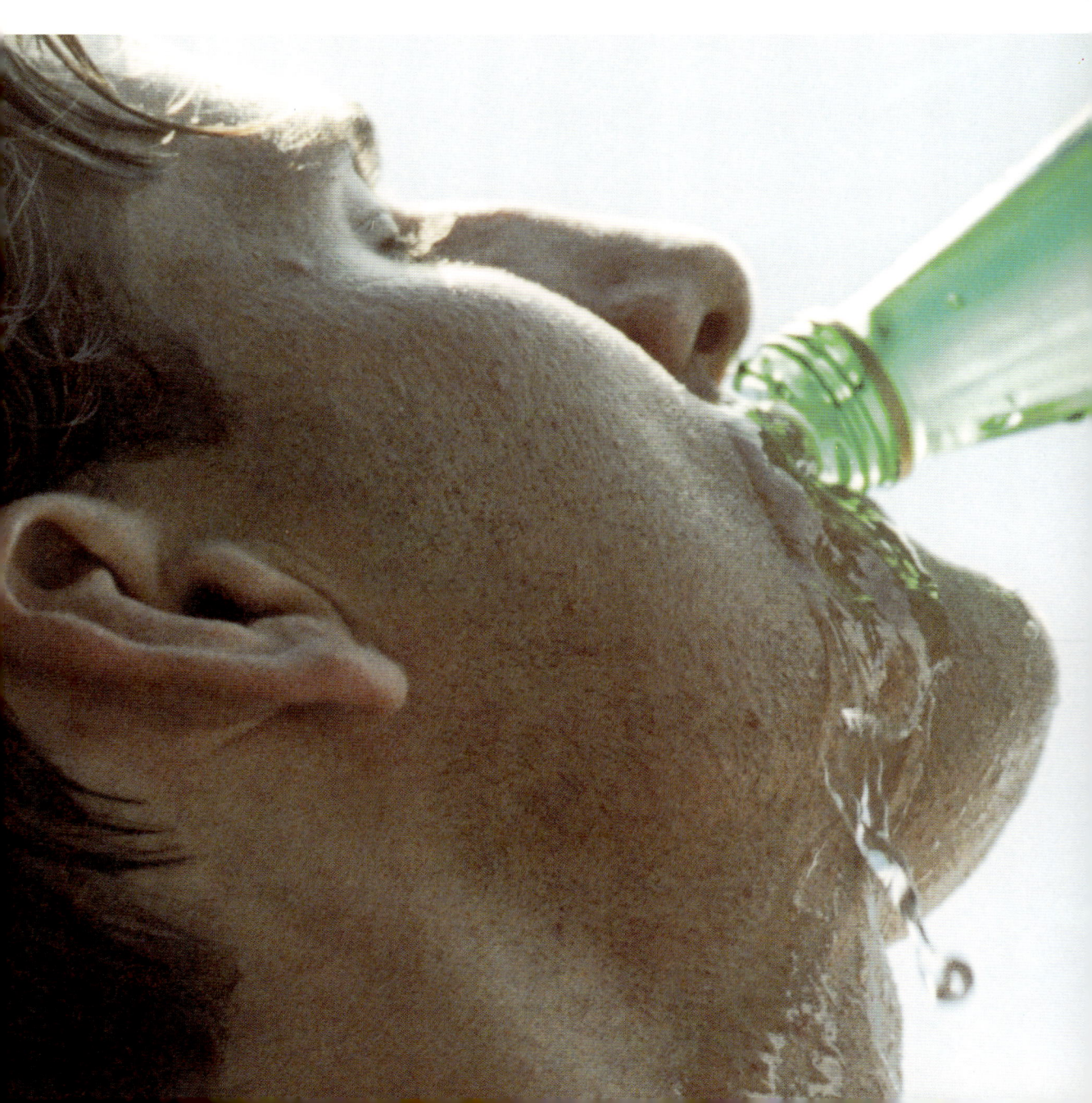

生命の液体

　水は人間の生命に欠かせない液体です。私たちは、食べ物がなくても数週間生き延びることができます。でも、水がなければ、ほんの2、3日で死んでしまうのです。現在、水不足が原因で死に至る人はほとんどいません。しかし、私たちの多くは、健康を損ないかねないほどの脱水状態にあるのです。

　1999年、企業100社の従業員を対象に、水に関する調査が実施されました。その結果をまとめた「ボルヴィック・ハイドレーション・レポート」を見ると、脱水状態がいかに私たちの心身に悪影響を及ぼすかがよくわかります。水が体重の1％欠乏すると、人はのどの渇きをおぼえます。2％になると労働能力が低下しはじめます。4％になると、無気力、無感動状態に陥ったり、怒りっぽくなるうえ、ストレスを感じやすくなり、吐き気をもよおしたりもします。そして水が体重の20％欠乏すると、ついに人は死んでしまいます。ところが、実際はのどの渇きに気づくよりもずっと前から、私たちの体は水分不足の影響を受けています。その結果、ストレスを感じやすくなったり、病気に対する免疫力が低下してしまうのです。

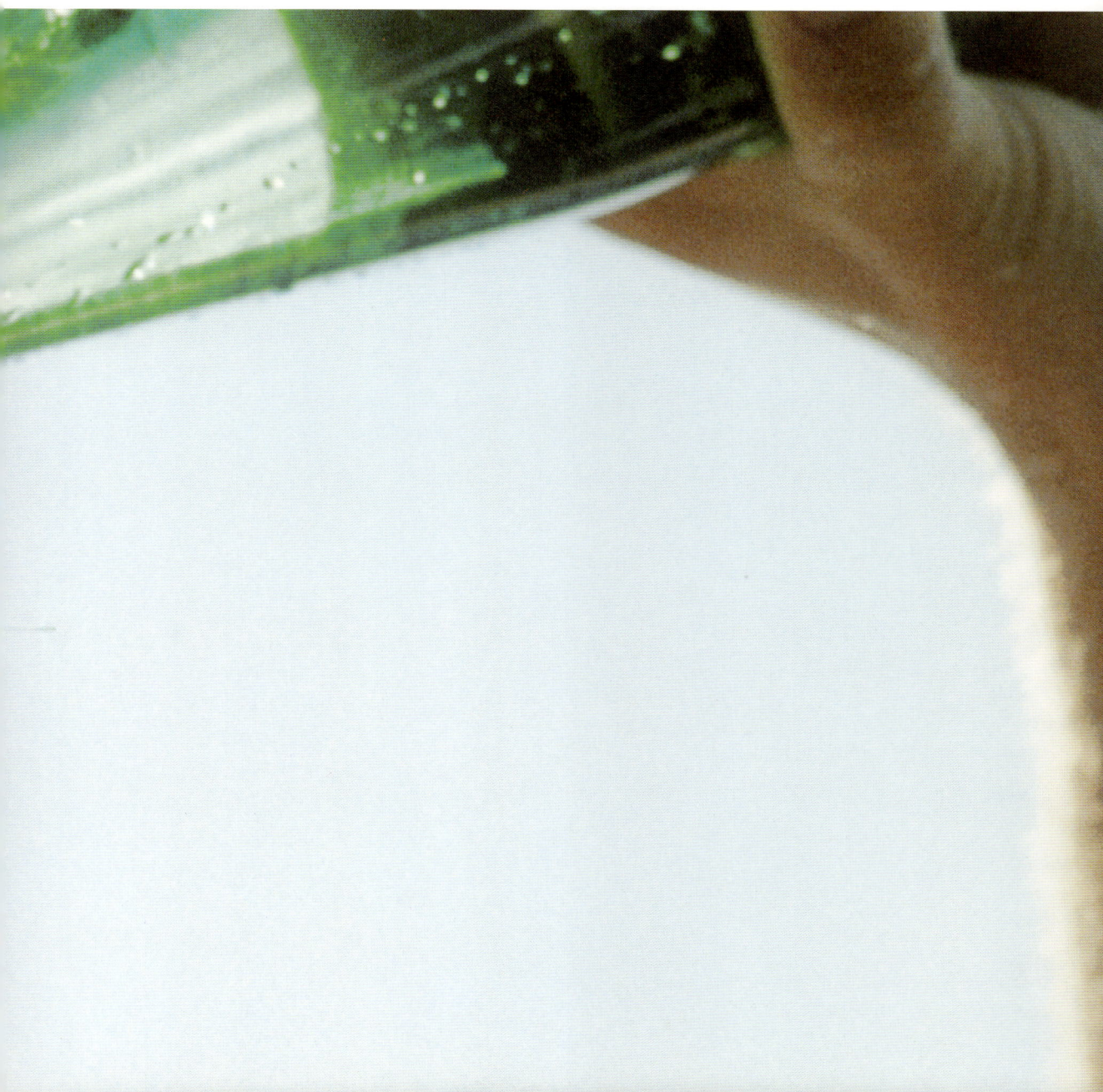

水療法

何世紀にもわたって、人は健康維持のために水を利用してきました。きっと太古の昔から、水と健康の関係は誰の目にも明らかだったにちがいありません。実際、体の水分不足を知らせるサインはたくさんあります。そのひとつが肌です。肌には水分不足の影響が実にさまざまな形で現れます。乾燥してパサパサになったり、しわが寄ってそれがくっきりと残ってしまう恐れもあります。

湿疹や乾せん(白いかさぶた状のものができる皮膚病)に悩んでいる敏感肌の人の場合、脱水状態になると、その症状がさらに悪化してしまいます。また、尿もわかりやすいサインのひとつです。体内の水分が不足すると、濁った濃い色の尿が出る一方、十分な量の水を飲んでいると、尿はほとんど無色に近くなります。さらに、脱水状態が頭痛を招くことも考えられます(もちろん、頭痛の原因は他にもたくさん考えられますが)。精神面で言えば、脱水状態は私たちから集中力や明敏さを奪います。そのうえ疲労感を高め、人生に対する意欲まで奪ってしまうこともあります。

健康管理法は、長年の観察と経験の積み重ねによって大きな発展を遂げてきました。そんな中、初期の医術において、きわめて重要な役割を果たしていたのが水です。エジプト、中国、ローマ、インド——時代や場所は違えども、世界中で水は健康に不可欠なものと考えられ、数々の「水療法」が行われていました。

この水療法の目的は2つありました。1つは特殊な症状(消化不良や筋肉痛など)の緩和、そしてもう1つは病気の一般的な予防です。しかも、水は体内にも体外にも使えるため、水療法はどちらのタイプの病気にも活用することができたのです。

治療に使われる水も1種類ではありませんでした。ごく初期の時代から、温泉および冷泉の水、そして海水の2種類が健康回復のために使われていました。死海は高濃度の塩分とミネラル分を含んでいるため、そこにはいかなる生物も棲息できません(だから「死海」という名前なのです)。ところが、その海水の高い治癒力は昔から有名で、当時から常に注目を集めていました。たとえば、クレオパトラはこの死海の海水と泥を使い、美しさを保とうとしていたのです。

紀元前400年前、ギリシャの医師ヒポクラテスもまた、体内および体外の治療と回復に湧き水を処方していました。といっても、今日のハイドロセラピーとは異なる使用法です。水を使ってわざと患者を発熱させ、伝染病がうつらないようにしていたのです。

古代ローマの浴場

しかし、「水療法」という考え方をきちんと制度化

水に関するミニ知識

脱水状態のサイン——肌の乾燥、濃い色の尿、集中力の欠如など——は、私たちがのどの渇きを感じる前から始まっています。

したのは古代ローマ人でした。彼らは帝国の至るところに共同浴場を建設し、浴場を中心とした都市生活を営むようになったのです。どんな辺境の地にあろうとも、彼らの共同浴場は本当に文明化されたものでした。ローマ人の多くは、少なくとも1日に1回は浴場を訪れていたといいます。4世紀に入り、共同浴場の数はローマの町だけでほぼ1000件に達しました。この頃には、共同浴場が健康面で果たす役割について、彼らもはっきりと気づきはじめていたようです。混浴は不道徳なこととされていましたが、1世紀に「入浴順番表」が導入される直前には、かなり一般的になっていました。通常、男性は夕方か夜に、そして女性は朝に入浴していました。

　初期の浴場には3つの主な部屋がありました。まずアポディテリウム（更衣室）、次にテピダリウム（温かい部屋）、最後にカルダリウム（熱い部屋）です。これに、ラコニウム（とても熱い部屋）、フリジダリウム（冷たい滝つぼのプール）、それに運動施設（目隠しされた歩道、マラソンコース、プール）が併設されているのが一般的でした。また、イギリスのようにひんやりとした気候の国では、屋内競技場、エクササイズ用の中庭、目隠しされたホールがあり、そこで人々がウェイトトレーニングをしたり、マッサージや美容術を受けていました。さらに大規模な浴場になると、座っておしゃべりを楽しむスペースやお店、図書館までもが併設されていたそうです。浴場は、まさに「古代のレジャーランド」だったのです。

　運動は、オイルを塗ったまま裸で行うのが一般的でした。そのあと、ローマ人たちはまずラコニウムへ行き、汗が吹き出てくるまで座っていました。事実上、これは現在のサウナの原型といえるでしょう。次に、もっと湿気のあるカルダリウムへ行き、ストリギル（金属または象牙でできた小さな道具）を使って、体についているオイルや汚れを落としました。このあとテピダリウムでもうしばらくくつろいでから、フリジダリウムへ飛び込んだのです。最初のうち、熱い部屋は暖房用火鉢に木炭をくべて温めていましたが、やがてかまどで空気を熱し、壁および床

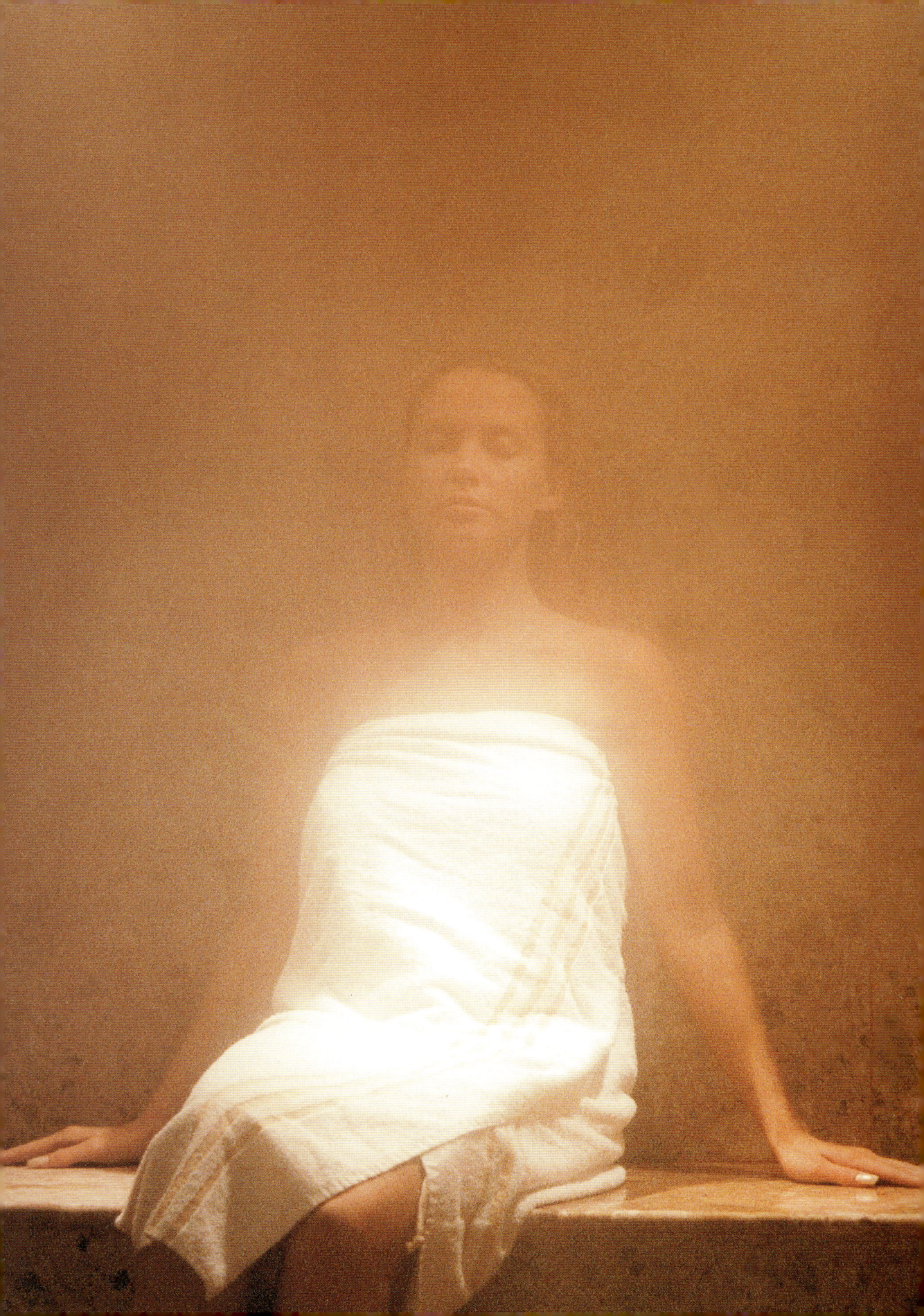

下にある通気孔を通じてその熱気を送り込むという、もっと複雑なシステムが導入されるようになりました。

聖なる泉

中には、ローマの共同浴場の基準に当てはまらないものもありました。たとえば、イギリスの温泉地バースです。ローマ人占領よりもずっと前から温泉が湧いていたこの地は、人々から聖域として崇められていたのです。当時ブリテン人にとって、48℃のお湯が1日あたり100万リットル以上噴出するというこの土地は、まさしく自然の驚異だったにちがいありません。

しかし、この地に畏怖の念を感じたのはローマ人とて同じでした。彼らはバースに神殿を建設し、そこに「スール・ミネルヴァ（癒しと英知の女神）」をまつったのです。彼らもまた、明らかにバース温泉のもつ偉大な治癒力に気づいていたにちがいありません。彼らはもとあった温泉を中心に、温水プールや滝つぼのプールなどがある、巨大で豪華な複合施設を建設しました。今でもバース浴場跡のパンプ・ルームには、ギリシャの叙情詩人ピンダロス（紀元前522～440年）によるこんな碑文が掲げられています。「水に勝るものはなし」

古代ローマ人が手がけた浴場施設のいくつかは残っているものの、そのほとんどが「第2次バース・ブーム」（18世紀）の改築によって姿を消してしまいました。ブームの高まりと共に、水のもつヒーリング・パワーに再び大きな関心が集まるようになると、人々はヨーロッパ中のスパに赴き、年に1度の温泉療養を楽しむようになりました。中には本当に療養目的の人もいましたが、単に「教養人が行っているから」という理由でスパを訪れる人も多かったといいます。このように、スパは病気治療の場所であると同時に、一種の社交場にもなっていったのです。

初期のハイドロセラピストたち

スパの人気が高まるにつれ、当然そこで提供される治療サービスも拡大していきました。18世紀、19世紀のヨーロッパでは、ヒーリング・パワーをもつ水があり、個性的なサービスを行う優秀なセラピストがいる都市が、次々と有名になっていったのです。今日行われているハイドロセラピーの多くは、この時代に発明されたと言っていいでしょう。

19世紀前半、主にシュレジエン（現ドイツの一地方）で活躍したヴィンセント・プリースニッツ（1799-1852）は、ハイドロセラピーの第一人者でした。冷水しか使わない、彼のややスパルタ式の療法は、ヨーロッパ中で評判となったのです。

一方、セバスチャン・クナイプ牧師（1821-1897）は、冷水だけでなく温水も取り入れ、もう少し体にやさしい健康法を考案しました。この「クナイプ式療法」は大人気となり、今日でも多くの治療センターによって実施されています。

また19世紀後半には、アメリカでもハイドロセラピーが有名になりました。特に、J.H.ケロッグ博士（1852-1943）がぶあつい専門書『Rational Hydrotherapy（ハイドロセラピー理論）』を発表し、さまざまな治療法とその効用について解説すると、なおさらその人気が高まったのです。

20世紀の大半において、水のもつヒーリング・パワーは忘れ去られてしまったかのように思えました。世間はインシュリン、抗生物質といった「現代医学の奇跡」に驚愕し、それまでとはまったく異なる視点から健康管理をとらえはじめたのです。それでも、伝統のあるスパは効果的なサービスをひっそりと提供し続け、すたれることがありませんでした。

実際、多くの国々（特にヨーロッパ大陸内）では国民保険制度が改定され、水療法を無料で受けられるようになったほどです。これもひとえに、健康管理における水療法の重要性が認められたからにほかなりません。

最近では、水およびその保護力、強壮力、鎮静力は、再び世界中の人々の強い関心を集めはじめています。まるで、水療法が今にも新たな復活を遂げようとしているかのようです。

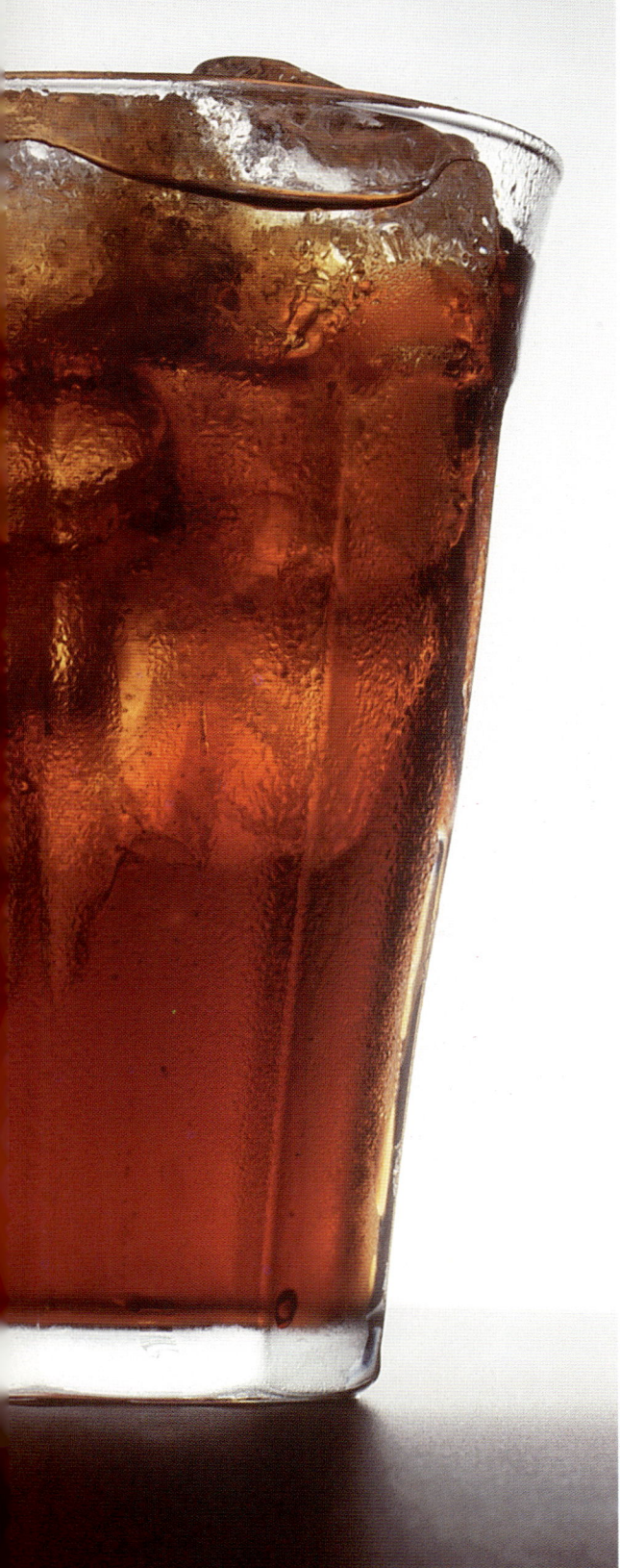

脱水症状を促す飲み物

　脱水症状に陥ったら、水分をたくさんとればいいのはわかります。でも、飲み物だったらなんでも構わないのでしょうか？　残念ながらそうではありません。実際、私たちが何気なく口にしている飲み物の多くは、水分補給をするどころか、脱水症状を促してしまうのです！

　ここに挙げるのは、飲むのを控えるか、完全にやめてしまった方がいい飲み物のリストです。その中には、アルコール、紅茶、コーヒー、それにほとんどの炭酸飲料（ソーダ水自体は対象外）が含まれています。

　ひょっとすると、このページを読んで、やる気を失ってしまう人がいるかもしれません。特に、「禁止リスト」の中に大好きな飲み物が入っている人ならなおさらです。でも、すべて完璧にやり遂げなさいなどと言う気はありません。飲む回数をほどほどに抑えるだけでも効果があります。朝、コーヒーを何杯か飲む人は、1杯だけでやめておきましょう。そして、できれば毎日コーヒーを飲むのはやめましょう。

アルコール

　アルコールは体から水分を奪い取ってしまいます。二日酔いで苦しんだことがある人なら、その症状のひとつに「灼けつくようなのどの渇き」があることはもうご存じでしょう。実際、「アルコールを飲み過ぎても、あとから600ミリリットルの水を飲むだけで、二日酔いが完全に抑えられる」という考え方もあるくらいなのです。少し虫がいい考えですが、たしかにこうすることで二日酔いの不快な症状を和らげることはできます。なぜなら、アルコール摂取によって起きた脱水状態が、水分補給することで緩和されるからです。

　アルコールを控えた方がいい理由は他にもまだたくさんあります。まず、アルコールは高カロリーなのに何の栄養にもならないため、体重ばかり増えてしまう危険性があります。さらに、アルコールは肝臓障害を引き起こす恐れがあることで有名です。「飲む

量も回数も人よりちょっと多め」という人でも、肝臓を悪くしてしまう可能性があります。また低価格のワインには、アルデヒドという有害な化学物質が含まれています。このアルデヒドは、肝臓がさまざまな毒素（ワインそのものも含まれます）を処理している間に、肝臓内部からも自然発生しているのです。二日酔いの頭痛は、このアルデヒドによるものです。

しかし、問題は頭痛だけではありません。アルコールによって、このように内にも外にもアルデヒドがもたらされると、肝臓の毒素分解のペースが鈍ります。するとアルデヒドだけでなく、他の有毒物質もそのまま肝臓に蓄積されることになります。やがてその負担が大きくなりすぎると、肝臓は本来の機能を果たせなくなってしまうのです。このように肝機能が低下すると、食物アレルギーや食物不耐性（P.22を参照）を引き起こしたり、疲労感の増大や免疫力の低下、さらにはさまざまな種類の慢性病を招くこともあります。

コーラ飲料（発泡性清涼飲料水）

大半のコーラ飲料には、カフェイン（下記を参照）、砂糖、その他体によくない添加物が含まれています。「水に果汁やハーブエキスを加えただけ」という清涼飲料水もあるにはありますが、飲む前には必ず成分表示ラベルを確認するようにしましょう。

コーヒー

一番厄介なのは、コーヒーが利尿効果のある飲み物のように思われていることです。たしかにコーヒーを飲むと尿量は増えます。でもそのとき、あなたは尿だけでなく、マグネシウムなどの貴重なミネラル分まで排出しているのです。

コーヒーに含まれるカフェインは、体内のビタミン吸収を妨げ、カドミウム（人体にとって最も有害な重金属）の蓄積を促します。カフェインが一種の興奮剤であることは言うまでもありません。このため、人々は毎朝コーヒーを飲み、忙しい1日を乗り切ろうとします。ところがカフェインをとりすぎると、あなたの血圧は上昇し、それによって他の症状まで併発する恐れが出てきます。さらに今日では、カフェインが体内細胞の修復を妨げることも明らかになっています。つまり、長い目で見れば、カフェイン摂取は体内免疫システムの損傷にもつながりかねないのです。

紅茶

紅茶はタンニンを含んでいます。これは収れん性があるため、革なめしにも使われる植物成分です。このタンニンもまた人体に有効な成分とは言えません。やはりタンニンを含むコーヒー同様、紅茶にも利尿作用と脱水症状を促進するカフェインが含まれています。

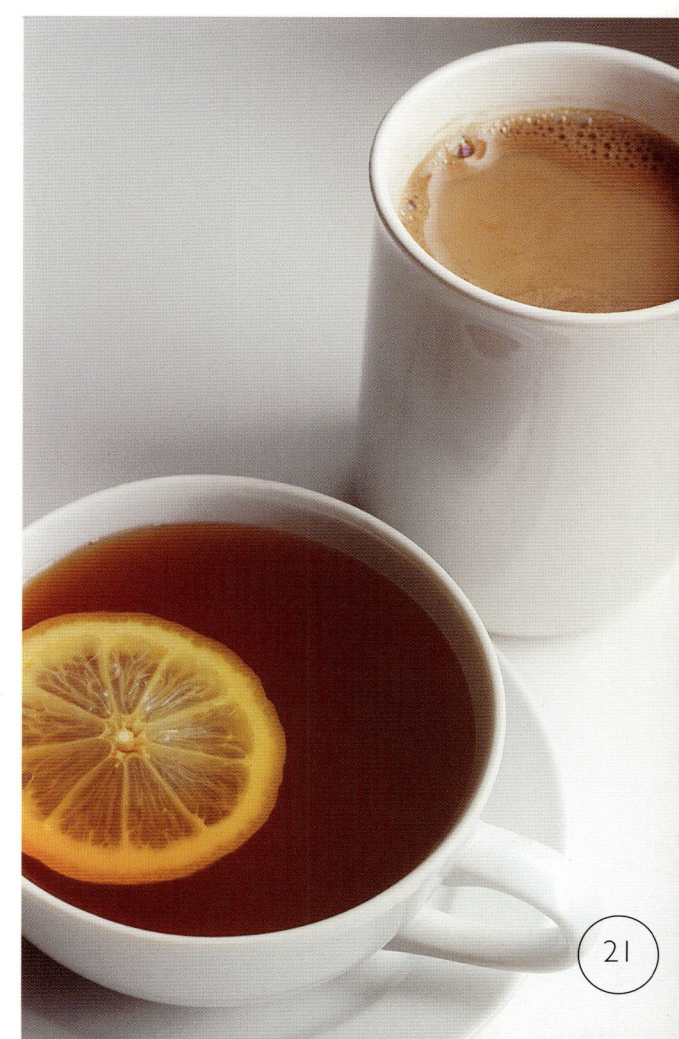

食物不耐性について

　もう1つ厄介なのは、コーヒーには中毒性があることです。一度カフェイン効果に慣れてしまうと、もっと飲まずにはいられなくなり、摂取量がどんどん増えていきます（他の依存症とまったく同じです）。こうなると、事態はさらに複雑化します。「食物不耐性」というまったく別の問題が引き起こされてしまうのです。

　食物不耐性とは食物アレルギーのことではありません。食物アレルギーとは、特定の食べ物や飲み物に対して突然起こる、激しい拒否反応のことをさします。最悪の場合、のどがふさがり、肺に液体がたまり、息ができなくなって、アナフィラキシー・ショックを起こすことも考えられます。ところが食物不耐性の場合、すぐには反応が現れません。そのかわり、湿疹、関節リウマチ、消化障害、偏頭痛、月経前症候群などのいろいろな症状に、長期間苦しめられることになります。

　食生活を豊かにしてくれるはずの嗜好品がこうした問題の原因をつくっているとは、本当に皮肉な話です。でも実際、コーヒーのように中毒性の高い飲食物ほど、さまざまな長期的な病気の原因になることが多々あります。なぜなら、食物不耐性は体内でひそかに進行するからです。その場合、あなたの体はその原因物質に順応するだけでなく、依存するようにもなります。にもかかわらず、その原因物質は毒素として作用し続けるため、あなたの体は従来の方法でそれを処理できなくなり、やがて激しい拒否反応を示すようになるのです。また、食物不耐性の症状は突発的にいろいろな形で出るため、原因となる飲食物とはまったく無関係のように思えます。なぜなら、そのときのあなたは「どうしてもあれが飲みたい」という欲望を満たした満足感でいい気分になっているからです（たとえば、朝のコーヒー）。その飲食物を口にした数日後に症状が出たような場合は、よけいに何が原因だかわからなくなります。このように、食物不耐性の原因を特定するのは非常にむずかしいことなのです。

　コーヒーに対する食物不耐性を確かめる方法はただひとつ。できるだけコーヒーを飲まないようにして、自分の反応を見ることです。これまで飲む量が増え続ける一方だったという人は、コーヒーに依存していた可能性があります。こういう人の場合、コーヒーをやめた当初は不快な症状に悩まされるかもしれません。最も一般的なのは頭痛、または吐き気です。しかし、コーヒー抜きの日が数日間続くと、気分が回復するはずです。もちろんコーヒーに依存していない人なら、たまには1杯くらい飲んでもいいでしょう。でも、毎日飲むのは絶対におすすめできません。

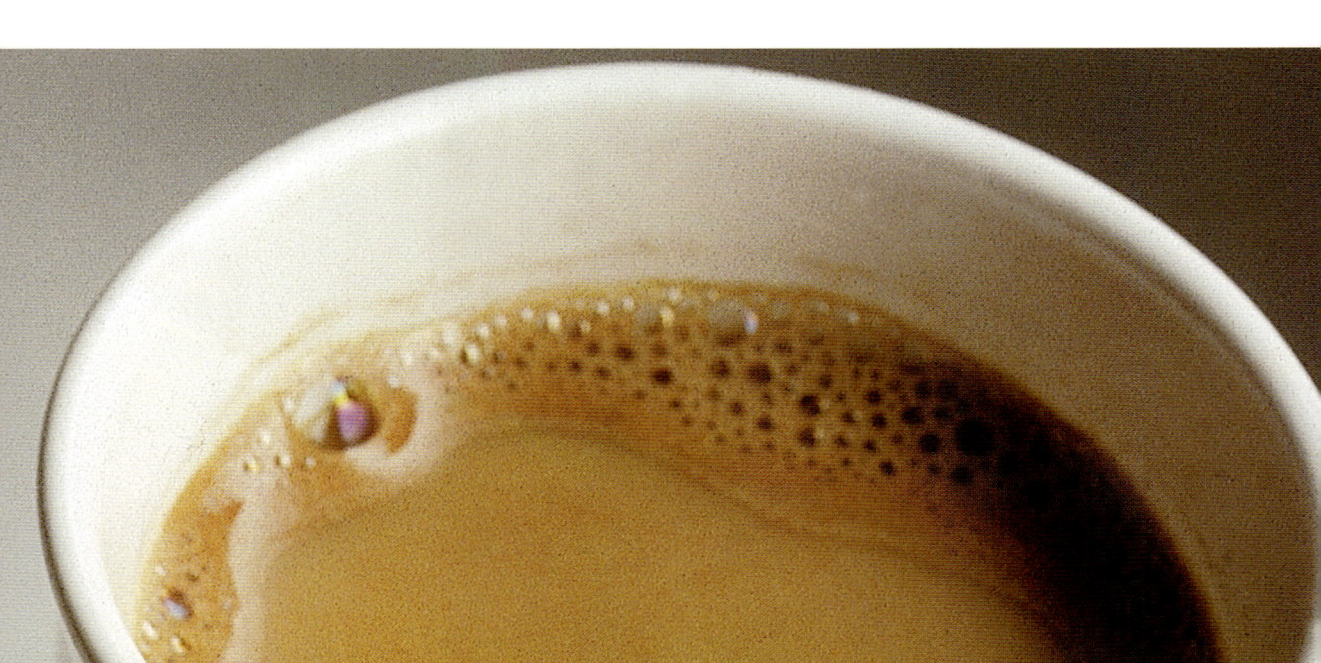

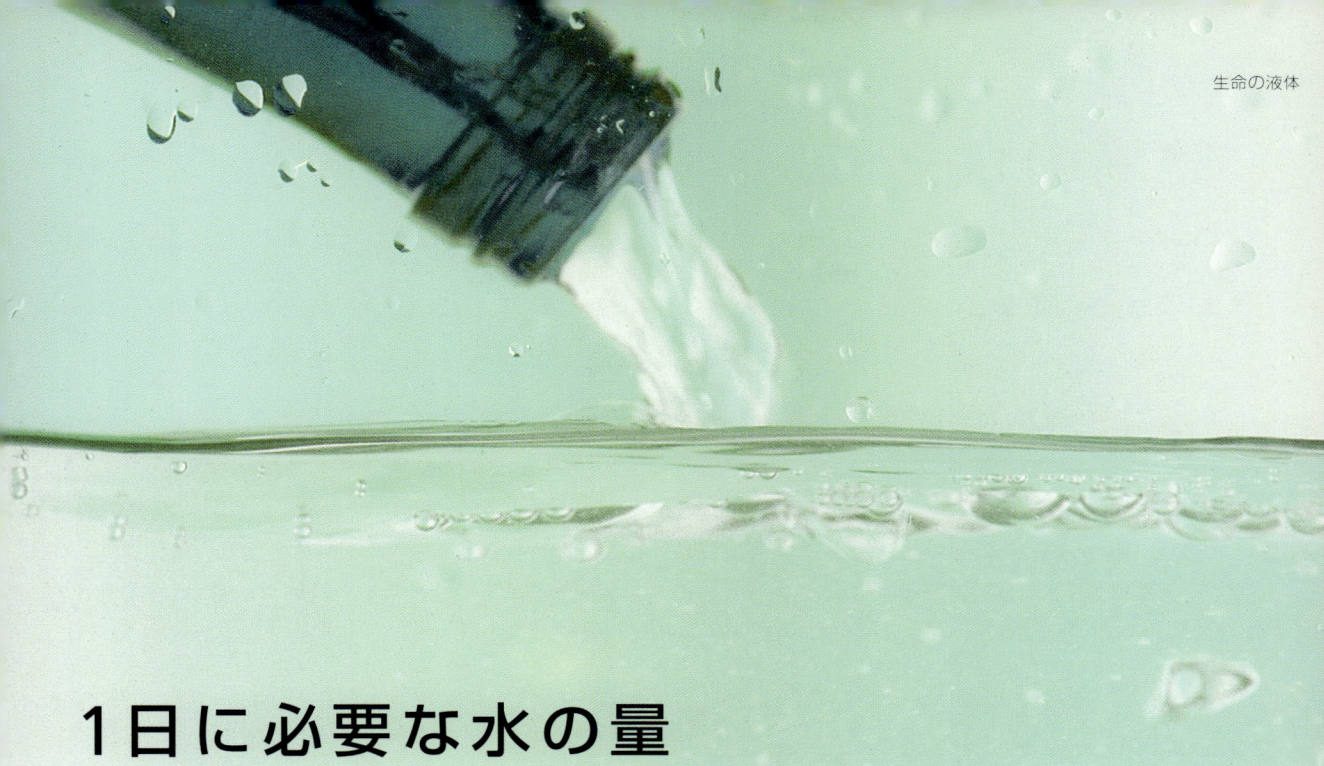

1日に必要な水の量

のどの渇きを感じる前から脱水症状が始まっているとしたら、それを防ぐにはどうしたらいいのでしょう？一番簡単で明快な答えは、のどの渇きを感じる前にもっとたくさん水を飲むことです。人間は平均して毎日2リットルの水を飲むのが理想的と言われています。そこでこの数字を目標にし、1日における水分補給のペース配分を考えていく必要があります。最初は、どう頑張ってもそんなにたくさんの水は飲めないように思うでしょう。しかも、四六時中トイレに駆け込んでいるように感じるかもしれません。でも、あなたの体は驚くべき早さでそのペースに慣れてしまうはずです。やがて、1日それだけの量を飲まないと、のどが乾いて仕方がないと感じはじめることでしょう。

季節の上昇

あなたの体は、毎日500から900ミリリットルの水分を汗として失っています。気温が高くなればなるほど、あなたが飲むべき水の量は増えていくため、そのストックを切らさないよう常に気を配ることが大切です。非常に暑い季節には、大きなコップ1杯の水を1時間ごとに飲むことをおすすめします。

乾燥した環境

乾燥した環境で長時間過ごす人は、くれぐれも脱水症状にならないよう、気をつけなくてはいけません。典型的なのは、空調のききすぎたオフィスや家、それに飛行機の中です。乾燥した環境では、大きなコップに注いだ水を1時間ごとに少なくとも1杯飲むように心がけましょう。

運動

運動中はたくさん汗をかくため、さらに多くの水分を補給しなくてはいけません。運動前、運動中（特にひどく暑いと感じたり、のどが渇いたり、めまいがするようなとき）、そして運動のあとにも必ず水を飲むようにしましょう。運動の激しさにもよりますが、0.5から1リットルくらいの水を飲むのが適当です。

水を飲む

最高の水

まちがいなく、水は私たちの体に最適な飲み物です。でも、水ならばどんな種類のものでもいいのでしょうか？ 水道水は体にいいものと信じて飲んでも構わないのでしょうか？ いいえ、残念ながらそうではありません。源泉のすぐ隣に住み、その湧き水を直接家に引いているという恵まれた状況でない限り、体にいい水道水など絶対にありえないのです。

飲料水には、およそ800の化学物質が含まれています。その化学物質は、殺菌剤や除草剤、産業廃棄物、空気伝染する汚染物質、車の排気ガスなどが原因で発生したものです。これらはしだいに地下水にはびこり、その結果水道水にも含まれるようになりました。1985年から1987年までに、水道水の残留農薬レベルが基準値を越えたケースが、イングランドとウェールズだけでほぼ300件も報告されています。

「世界の源泉水1リットルあたりの含有成分と含有量」

源泉名	含有成分	含有量（単位：mg）
トール・スプリング（アイスランド）	カルシウム(Ca) マグネシウム(Mg) ナトリウム(Na) カリウム(K) 鉄(Fe)	4.5 0.92 11.5 0.5 0.03
ハイランド・スプリング（スコットランド）	カルシウム(Ca) マグネシウム(Mg) ナトリウム(Na) カリウム(K) 鉄(Fe)	35 8.5 6 0.6 0.01以下
ヴィシー（フランス）	カルシウム(Ca) マグネシウム(Mg) ナトリウム(Na) カリウム(K)	103 10 1172 66
バドワ（フランス）	カルシウム(Ca) マグネシウム(Mg) ナトリウム(Na) カリウム(K)	190 150 85 10
スノーウィー・マウンテン（アメリカ）	カルシウム(Ca) マグネシウム(Mg) ナトリウム(Na) カリウム(K)	78 7 33 3
エヴィアン（フランス）	カルシウム(Ca) マグネシウム(Mg) ナトリウム(Na) カリウム(K)	79 6.3 2.4 1.1

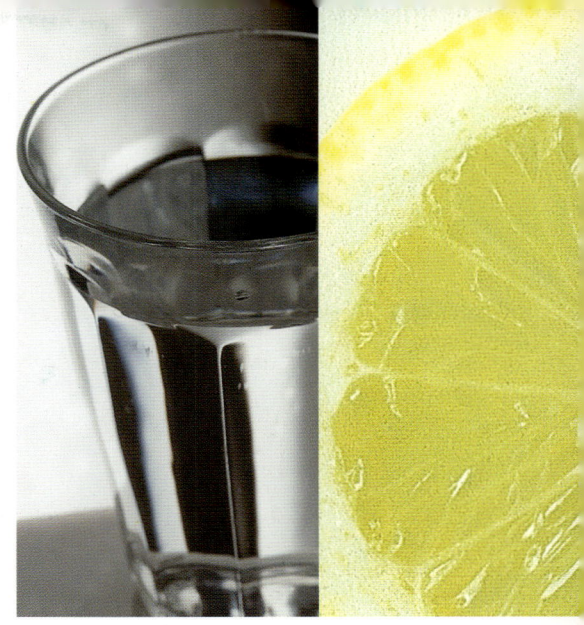

日中の水分補給スケジュール

日中の水分補給スケジュール

午前7時	夜の間にあなたの体は水分を失っています。だから、朝目覚めたらなるべくすぐに、大きなコップ1杯（250㎖）の水を飲みましょう。こうすることで、腎臓と肝臓の解毒作用も促進されます。そのあと、少なくとも30分おいて朝食をとりましょう。
午前9時	通勤環境が乾燥していたり、蒸し暑かったり、混雑していたり、ストレスがたまるようなら、あなたの脱水状態はすでに始まっています。通勤には水のボトルを持参し、途中で飲むようにしましょう。あるいは会社に着いたらすぐ、今日2杯目のコップの水を飲み干しましょう。
午前11時	今日3杯目のコップの水を飲みます。もしオフィスが暑かったり、乾燥しているようならもっとたくさん飲みましょう。
午後0時30時	ランチの前にコップ1杯の水を飲みます。
午後2時	「集中力やエネルギーが落ちてきたな」と多くの人が感じる時間です。明晰な思考力を保つために、今日5杯目のコップの水を飲みます。
午後4時	紅茶やコーヒーを飲むかわりに、今日6杯目のコップの水を飲みましょう。
午後6時～7時	オフィスを出るとき、あるいは帰宅したときに、もう1杯コップの水を飲みます。それから30分おいて夕飯を食べましょう。
午後9時	寝ている間に体の水分は失われてしまいます。このため、寝る前に今日最後のコップの水を飲んでおきましょう。ただし、ベッドに入る直前に飲むのはやめましょう。夜中にトイレに起きてしまうおそれがあります。

水道水に含まれる好ましくない物質

残念ながら、水道水にはありとあらゆる好ましくない物質が含まれています。手遅れにならないうちに、その正体を知っておきましょう。

◯ バクテリア

高い公衆衛生基準を誇る先進諸国では、よもやコレラや腸チフスの流行など考えられないはずです。しかし、そういった国々の給配水設備にも、大腸菌などのバクテリアがいることはほとんど知られていません。

◯ 塩素

給配水設備からバクテリアを排除し、コレラや腸チフスの流行を防ぐため、西欧社会は100年以上この塩素を利用してきました。ところが、塩素は独自の問題を引き起こしました。水道水の味を極端にまずくしたうえ、他の化学物質と反応することで、トリハロメタン（下記を参照）の発生まで促してしまったのです。

◯ 有機物

ほとんどの有機物は、農薬や除草剤、あるいは産業廃棄物や一般廃棄物が原因で発生します。河川、湖沼の汚染がひどくなるにつれ、これらの化学物質が地下水にはびこり、そこから給配水設備へしのびこんでしまったのです。欧米ではある一定の基準値を設定し、水に含まれる有機物の量がそのレベルを超えたら危険だと判断しています。しかし1995年には、イギリス国内だけで3万6千件もの水質汚染事例が報告されています。なお悪いことに、新たに開発された化学物質の利用が急増しているため、水質汚染はいっそう深刻化しています。

◯ 硝酸塩

硝酸塩は、硝酸塩肥料の使いすぎや過度の下水汚染によって発生するのが一般的ですが、実際のところ、それ自体は飲料水に混じっても危険ではありません。問題は、体内で硝酸塩が他の化学物質と反応し、亜硝酸塩を形成してしまったときです。もし消化管内においてこの変化が生じた場合、ニトロソアミンという発ガン性物質が形成されてしまうのです。また、高濃度の硝酸塩が原因で、硝酸塩中毒（生後6ヵ月以下の赤ちゃんに見られる、いわゆる「ブルーベビー症候群」）が引き起こされる場合もあります。ちなみに、硝酸塩は食物（特に保存肉や大量生産された野菜など）にも含まれています。

◯ トリハロメタン

これは、塩素が残留有機物と結合したときに形成される、きわめて強力な有毒物質です（クロロホルムはこのトリハロメタンの一種です）。発ガン性があるうえ、生物の細胞構造を破壊する性質をもっています。『アメリカン・ジャーナル・オブ・パブリック・ヘルス』誌によると、膀胱ガン患者の9％、そして直腸ガン患者の15％が、塩素処理された水道水を長期間飲んでいたことが原因で発病しています。

◯ 多環芳香族炭水化素（PAHs）

この物質の発生原因は、アスファルトあるいはビチューメンによる水道管内部の処理だと考えられています。この処理は鋳鉄、または軟鋼で作られた水道管内部に、侵食防止の目的でほどこされているのです。PAHsもまた恐ろしい発ガン性物質です。EC（欧州共同体）は、飲料水1リットルあたりの含有量を200ナノグラムに規制していますが、イギリスでは1リットルあたり含有量4000ナノグラムのPAHsが検出されています。

◯ 鉛

給水所から配水されるとき、水道水に含まれる重金属のレベルは、許容範囲をはるかに下回っているのが一般的です。ところが、消費者のもとへ届く頃には、そのレベルは5倍以上にはねあがってしまい

ます。飲料水に鉛が含まれてしまう原因は、鉛でできた水道管の老朽化、あるいは新しい水道管の結合時に使ったリード外装であることがほとんどです。鉛で汚染された水は、特に子供や妊婦の健康を著しく損ねてしまうおそれがあります。子供の場合、問題はさまざまな範囲（学習困難、問題行動から心身発達の遅れ）にまで及びます。医学誌『ザ・ランセット』によると、血中の鉛の濃度が高い子供たちは、能力検査の点数が平均して6％低くなってしまったそうです。また妊婦の場合、胎児の発育と発達に影響が出てしまう可能性があります。それに普通の大人の場合でも、体内のさまざまな組織に過度の鉛が残留していると、高血圧、発作、心臓病を引き起こしやすいのです。自然に取り除く方法がないために、鉛は体内にどんどん蓄積されてしまいます。このため、問題が発覚するまでに15年から20年かかる可能性もあるのです。軟水地域になると、この問題がさらに深刻化します（p.30を参照）。

○ アルミニウム

アルミニウムはこの世で最も豊富な金属です。このため、浄水所によっては、これを硫酸アルミニウムという形で浄水処理工程に利用する所もあります。その結果、アルミニウムは周辺の岩々をつたい、地下水面へと洗い流されてしまいます。ちなみに、高濃度のアルミニウムとアルツハイマー病には密接な関係があることが明らかになっています。さらに、アルミニウムは水に含まれる酸量を上昇させるため、水道管に残留している鉛やカドミウム、その他の金属類の増加も促します。

○ カドミウム

給水管に亜鉛引き鋼管を使用した家庭の飲料水には、カドミウムが発生します。鉛と同じく、カドミウムも体内に蓄積され、激しい腹痛、頭痛、腎不全、肝臓障害などの原因となります。

○ 水銀

浄水所では常に水銀の除去に努めています。しかし、特に農産物の大量生産を行っている地域に住んでいて、個人で井戸や泉を所有している人々は、飲料水に水銀が混入する危険にさらされています。その水を飲んでいると、肌の異常、口内炎、歯が抜ける、内出血、さらに肝臓や腎臓の損傷につながります。

○ フッ化物

ドイツ、スペイン、フランス、スウェーデンなど多くの国々において、飲料水のフッ素添加は違法とされています。一方その他の国々では、ムシ歯予防のために当然のこととして、飲料水にフッ化物を入れています。しかし、フッ化物の毒性は強烈です。動植物における遺伝子の損傷、人間における出生異常やアレルギー反応の原因となってしまいます（一部ではダウン症の発生を高めるとも言われています）。また最近では、フッ化物は体内におけるカルシウム、マグネシウム、マンガン、ビタミンCの新陳代謝を妨げるという証拠事例が次々と明らかになっています。

○ 薬剤

鎮痛薬、抗生物質、エストロゲン（ピルによる）……。これらの薬剤が水道水にいったいどれくらいの濃度で存在しているのか、という懸念は高まる一方です。ロンドンのような大都市では、水道水が実際あなたのもとに届くまでに、実に25人もの人々の手を介していると言います。この事実を考えれば、水道水に薬剤が残留していても今さら驚くことはないのかもしれません。

ボトルド・ウォーター
（ビン詰めされた水）

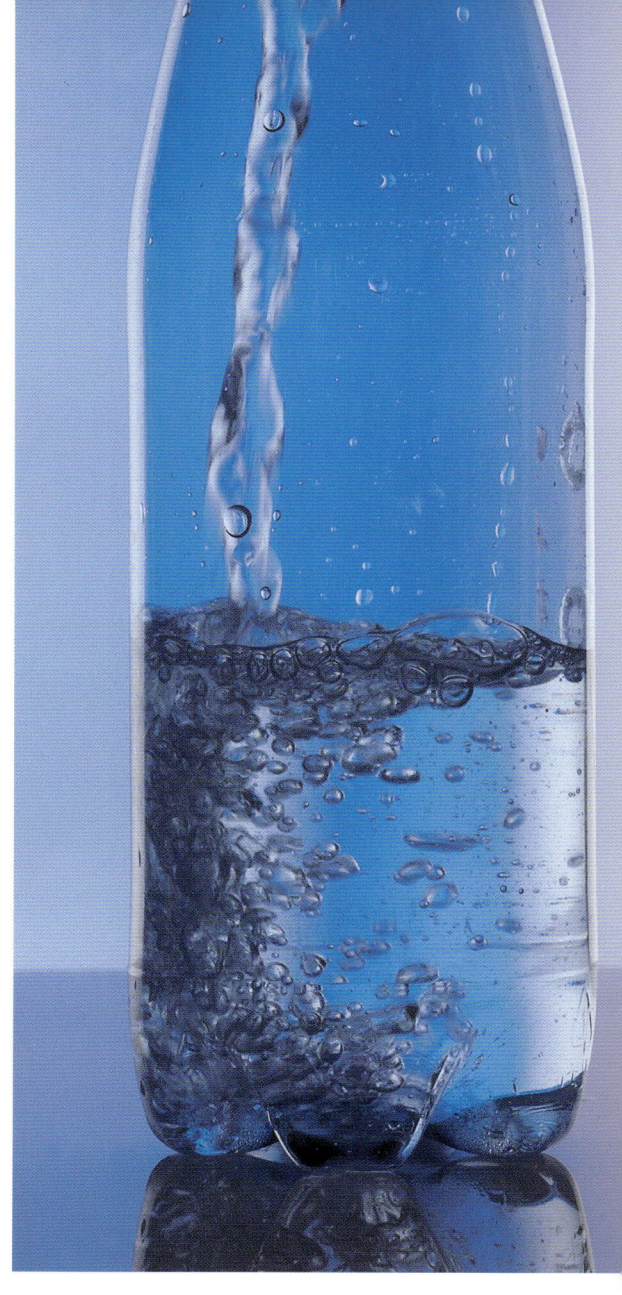

　それでは、安心して飲める水はボトルド・ウォーター（ビン詰めされた水）しかないのでしょうか？　結局、人々が長いことボトルド・ウォーターを飲まなかったのは、「ビン詰めされる過程で治癒力が下がる」という理由からだけなのでしょうか？　残念ながら、必ずしもボトルド・ウォーターは安全とは言えません。特定の鉱泉から採水したものをビン詰めしたものもありますが、水道水をろ過し、塩素を取り除いただけのものもあるからです。それに鉱泉水でも、汚染された農地を流れている間に化学物質が混入してしまう可能性もあるのです。

　最近ミネラルウォーターに関する論争は高まりをみせ、その効用を疑問視する声も聞かれます。たしかに、水道水が57項目もの水質基準検査を受けなければいけないのに対し、ミネラルウォーターはたった15項目の検査で済みます。しかもヨーロッパの場合、工場でビン詰めされた水の検査基準の方が一般水道水のそれよりも低いのです。

　ミネラルウォーターの処理成分の中には、水道水に見られる恐ろしい成分とまったく同じものもあります。硝酸塩、ベンゼン、ケロシン、それにウランまで入っているものもあるのです。さらに、医師たちはミネラルウォーターに含まれる高濃度のカルシウムが腎臓結石の原因になりかねないと懸念しています。しかも、その高いナトリウム含有量は高血圧の引き金になるとも言われているのです。

　とはいえ、ビン詰めされた水はミネラルウォーターだけとは限りません。それなのに、「スプリングウォーター（湧き水）」はミネラルウォーターとはまったく異なるものとして分類され、どんな種類のものであれ検査の必要がないのです。
　しかし地下から採水されている以上、湧き水でも汚染の可能性は十分考えられます。なんとわかりにくい分類でしょう。こんな状態では、「安心な水を知りたい」と心から願う私たち消費者はますます混乱してしまいます。

水に関するミニ知識

アメリカ国立環境研究所が実施したボトルド・ウォーターに関する調査では、まったく異なる37種類のブランドのうち、国が定めた基準を満たしていないものが24種類もありました。

フイルタード・ウォーター （ろ過された水）

　水道水の方がボトルド・ウォーターより厳しい検査を受けているなら、その水をさらにきれいにする方法はないものでしょうか？

　実はいくつか方法があります。それさえ心がければ、水道水への雑菌混入を最小限に抑えることができます。まず、瞬間湯沸かし器の水（お湯）を飲み水として使用しないこと。なぜなら、瞬間湯沸かし器の水（お湯）には、冷水よりも高濃度の重金属が含まれているからです。次に、朝一番に蛇口をひねり、水を1、2分間流すようにすること。そうすると、夜の間に水道管にたまった化学物質が取り除かれ、新鮮な水道水を飲むことができるのです。

　もう少し違った選択肢をお探しなら、一番のおすすめは浄水器です。蛇口直結型からアンダーシンク型までいろいろなタイプがありますが、浄水器でろ過した水なら、冷温水どちらでも飲み水として使うことができます。くれぐれも慎重にその性能を検討しましょう。たとえば、蛇口直結型にはカルキ臭を取り除くだけのものもあれば、重金属を取り除くだけのものもあります。ただし、それほど大きな効果は期待できません。もっと強力な効果を望むなら、アンダーシンク型の浄水器を取りつける必要があります。こちらは、ろ過剤のタイプによっていろいろな商品が出ています。

　まず、活性炭を使った浄水器は、水のいやな臭いと味のまずさを軽減してくれますが、重金属やバクテリアの除去については大きな効果がありません。次に逆浸透膜を使った浄水器は、水道水に圧力をかけてミクロの穴をもつ薄い膜を通過させることにより、重金属だけでなく、事実上バクテリアや農薬、除草剤をすべて取り除くことができます。この他にも、カルシウムなどの体によい成分を除去することなく、不要物質だけを取り除くタイプの浄水器が市販されています。

　中には、水道水だけでなくおふろの水まできれいにするタイプの浄水器まであります。なんだか楽しそうに聞こえますが、それほどいい話ではありません。というのも最近、人体に有害な化学物質が入り込む原因のひとつとして、おふろの水（お湯）が懸念されているからです。そこに含まれる有害物質を、私たちが鼻から吸い込んだり、皮膚から吸収したりするせいではないかというのです。

　現実に、今から20年近く前の1984年、『アメリカン・ジャーナル・オブ・パブリック・ヘルス』誌は、シャワーを15分間浴びたとき、人間の皮膚が吸収する成分の63％は特殊な化学物質であると公表しています。さらに別の調査では、汚染された水をシャワーに用いると、化学物質の体内吸収率が急激に上昇することが明らかにされています。

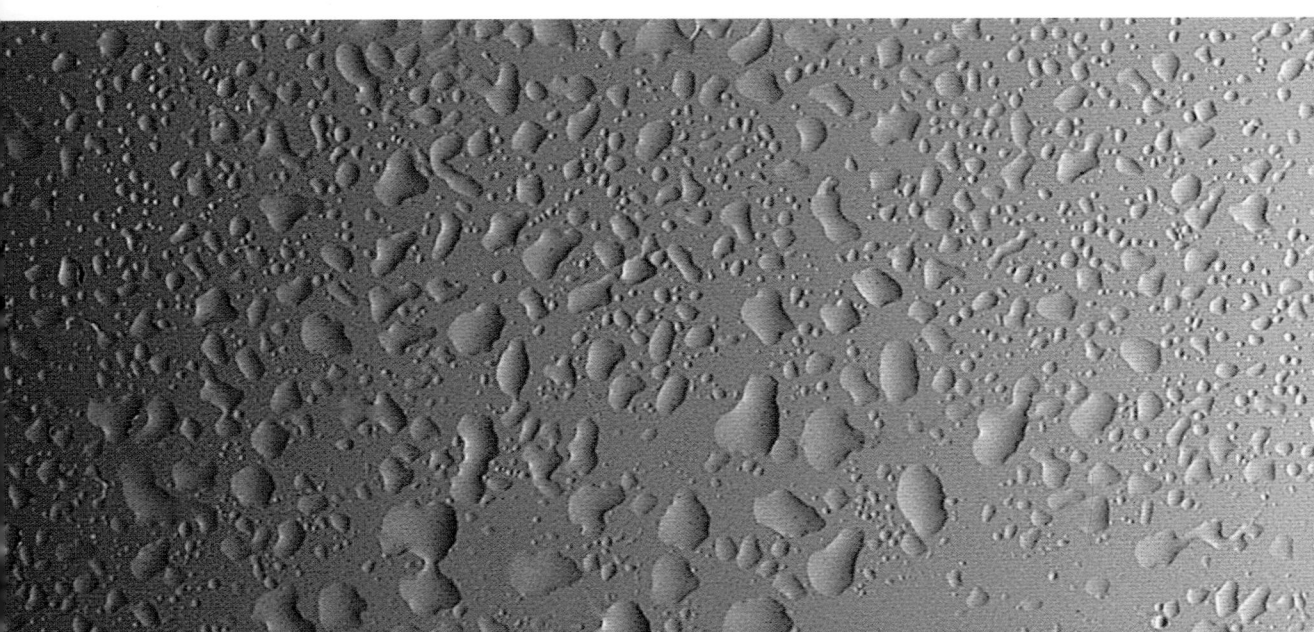

ハードウォーター（硬水）とソフトウォーター（軟水）

どんなタイプの浄水器であれ、有害な化学物質や金属を取り除き、体にいい成分はそのまま残してくれるものでなければなりません。そのうえ、浄水器と軟水装置を混同してはいけないのです。飲料水に軟水装置は必要ありません。軟水装置を通した水を使えば、たしかに湯沸かし器の寿命は伸び、石けんの泡立ちもよくなります。でも飲料水として比べた場合、軟水は硬水よりもずっと体に悪いのです。

いかにもやさしそうな名前ですが、「軟水」には強い腐食性があります。そのため、水道管を侵食し有毒物質を吸収する力が、硬水よりもはるかに強いのです。一方、硬水に含まれるカルシウムとマグネシウムには、心臓麻痺や心臓発作の危険性を抑える効果があります。1969年から1973年にかけて、イギリス253都市で実施された調査では、硬水地域での心臓病による死亡者数は、軟水地域に比べて10から15％低かったことが明らかになっています。

なお、ナトリウムについては意見が対立しています。ほとんどの医師が高血圧の患者に低ナトリウム食をすすめる一方で、「問題なのはナトリウムではなく、塩化物（塩化ナトリウム）である」と唱える一部の研究者もいます。ナトリウムに関しては、明らかに今後さらなる調査が必要でしょう。いずれにしても、現在おふろの水に軟水装置を使っている人は、飲み水用には使わないことを強くおすすめします。

活水装置

「水の純度」も近年よく調査される項目です。プリマスにあるインプロージョン研究センターは、いわゆる「活性水」をつくりだす要素として、水分子がもつエネルギーに注目しています。デイヴィッド・シュバイツァー教授は、倍率4000倍の蛍光顕微鏡を使い、水分子の集合クラスターの生物フォトンの発光強度を調べました。生物フォトンとは、生物が生命活動に伴い、生体組織や細胞などから放射している、きわめて弱い自発的発光のことです。一般の水道水にはほとんど生物フォトンが発見されなかったのに対し、活性水には細かな分子のびっしりとした結合が見られ、生物フォトンの明るさも倍増していました。

活性水は、いわゆる「インプロージョン（内破）」という過程によって生み出されます。これは「エクスプロージョン（爆発）」の反対語に当たる言葉で、具体的には、うずまき状に力強くリズミックな振動を与えながら、水を吸引するプロセスを意味しています。先の研究センターによると、このインプロージョンの間、水は目に見えて活性化されるといいます。そうやってできあがった水は、無数のまっすぐな水道管を通じて一般家庭に届けられる水よりも、数倍体によいと言われています。自然の水が山や谷の合間をくねくねと流れていることを考えれば、これは当然のことと言えるかもしれません。

水道管の本管内で増大する圧力、抵抗、そして気温の大幅な変化——研究センターによれば、この3つが水道水のエネルギーを奪う原因だそうです。

※1. 訳注・原水中のカルシウム、マグネシウムなどの硬度成分をナトリウムに置き換えることで軟水をつくる装置。

※2. 訳注・水の分子はクラスター（ぶどうの房）状につながっています。このクラスターが小さいと有害物質が入り込む余地がなく、水分子は活性化された状態になります。

研究センターは、高レベルに活性化された水で常に満たされている、銅製のらせん型活水装置「ヴォルテックス・ウォーター・エナジャイザー」を開発しました。この装置を使えば、インプロージョンの結果、一般家庭の水道水も活性化ができるのです。調査によると、この装置を「不活発な」水の隣に置くだけで、その水が活性化されることが明らかになっています。

　この活水装置は水道水の給水施設に取りつけるだけでよいため、直接水に手を加える必要がありません。また、この「ヴォルテックス」は携帯用サイズも用意されています。研究センターでは、これをポケットに入れて持ち運べば、体液の調和調整が図られ、免疫システムの強化ができるし、この装置をコップの隣に置くだけで、その中の水が活性化されると発表しています。この調査はまだ始まったばかりですが、今後どのような発展を見せるか非常に楽しみです。

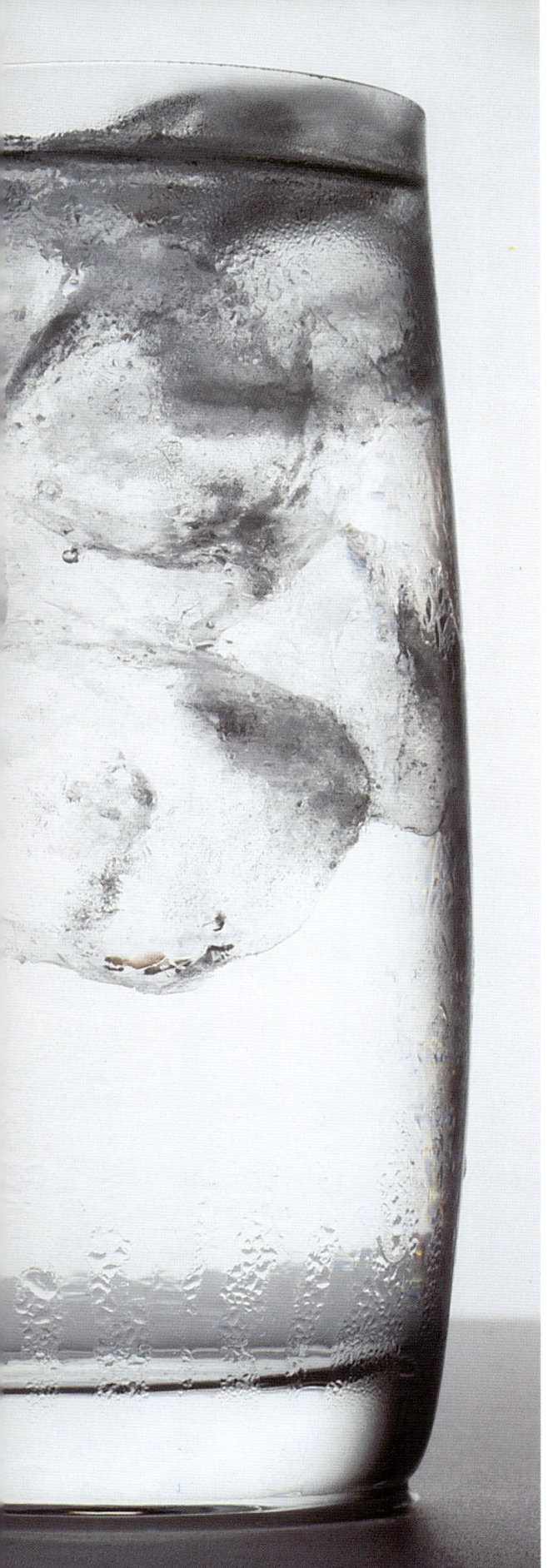

ホット・ウォーター

　暑いとき、ほとんどの人は、少しでも涼しくなるようにと氷のように冷たい水を飲みます。たしかにリフレッシュできる方法ではありますが、インド伝統の民間療法アーユルヴェーダでは、これこそ最もやってはいけないこととされているのです。このような場合、アーユルヴェーダでは白湯（ゆ）か、室温と同じくらいの生ぬるい水を飲むようすすめています。なぜなら、冷えた水、特に氷のように冷たい水は、アグニ（消化力）を奪ってしまうものと考えられているからです。このアグニは、アマ（体内毒素）を体から一掃してくれる非常に重要な力です。アグニが強ければ強いほど、体からはたくさんのアマが洗い流されるため、その結果老廃物が蓄積されず、病気の予防にもつながると言われています。

ハーブティー

　白湯、または生ぬるい水が体にいいことはわかりましたが、それだけではちょっと物足りないと思った人も大勢いるでしょう。ひとつ解決法があります。そのお湯にハーブを加えるのです。味がおいしくなるうえ、ハーブの種類によって、体にさまざまなよい効果をもたらします。

　ここでご紹介する「ハーブティー」（もっと正確に言えば「ティザーヌ」）には、単なるハーブだけでなく、他にもかなりいろいろなスパイスや果物なども含まれます。ただし、タンニンとカフェインを含んだ紅茶だけはこのグループに該当しません。市販のハーブは種類も豊富で、ティーバッグでも、適当にミックスした形でも、どちらでも手に入れることができます。それに、フレッシュ・ハーブとスパイスを混ぜた、あなただけのオリジナルフレーバーを作ることもできるのです。

　ハーブティーをいれるときには、常に沸かしたてのお湯を使いましょう。買ってきたミックス・ハーブ（またはあなただけのオリジナルフレーバー）を、紅茶をいれるときよりもずっと長い時間をかけて蒸らします。しょうがのような草木の根を使う場合は、特に長い時間をかけて蒸らしてください（この場合、「蒸らす」というよりも、むしろ「煎じる」といった方がぴったりかもしれません）。しょうがの場合、少なくとも10分間煎じないとエキスが染み出てきません。あるいは、しょうがをフラ

スコ全体に浸し、それを煎じたものを1日かけて飲むとさらにいいでしょう。時間が経つにつれて、しょうがエキスがどんどん抽出されていくはずです。くれぐれも、あらかじめしょうがを細かく刻んでおくことを忘れないようにしてください。

次に、ハーブティーにおすすめのハーブとそのヒーリング効果をご紹介しましょう（作り方についてはp.130を参照）。味が苦すぎたら、小さじ1杯の有機はちみつを加えてみてください。

鎮静効果のあるハーブとそのヒーリング効果

ハーブ名	ヒーリング効果
ペパーミント	食欲不振、頭痛、鼻水、朝の吐き気、乗り物酔いに効果的な元気回復剤です。
しょうが	呼吸器系の症状（風邪、セキ、インフルエンザ、のどの痛み）の緩和にすぐれた効果を発揮。食欲不振、血行の悪さ、発熱、胃もたれも解消。興奮剤の一種として知られるハーブです。
カモミール	鎮静効果が高く、特に神経系、消化器系の症状緩和にきくハーブ。また感情面での癒し効果もあります。不安、頭痛、不眠症を和らげ、膀胱炎、水分代謝促進にも効果的。はちみつを加えて子供に与えれば、疝痛、発熱を抑え、ぐっすり眠らせることができます。
シナモン／グローヴ／ナツメグ	3つとも消化器系を刺激するハーブ。熱や風邪、インフルエンザ、血行促進にも効果があります。
フェンネル	すぐれた消化効果があり、朝の吐き気を抑えるハーブ。はちみつを加えれば、子供の胃の不調や乗り物酔いにも効果的です。
レモンバーム	鎮静効果の高いハーブ。心を落ち着かせ、気分を高揚させてくれます。抑うつ、神経性の消化不良、不眠症によく効きます。

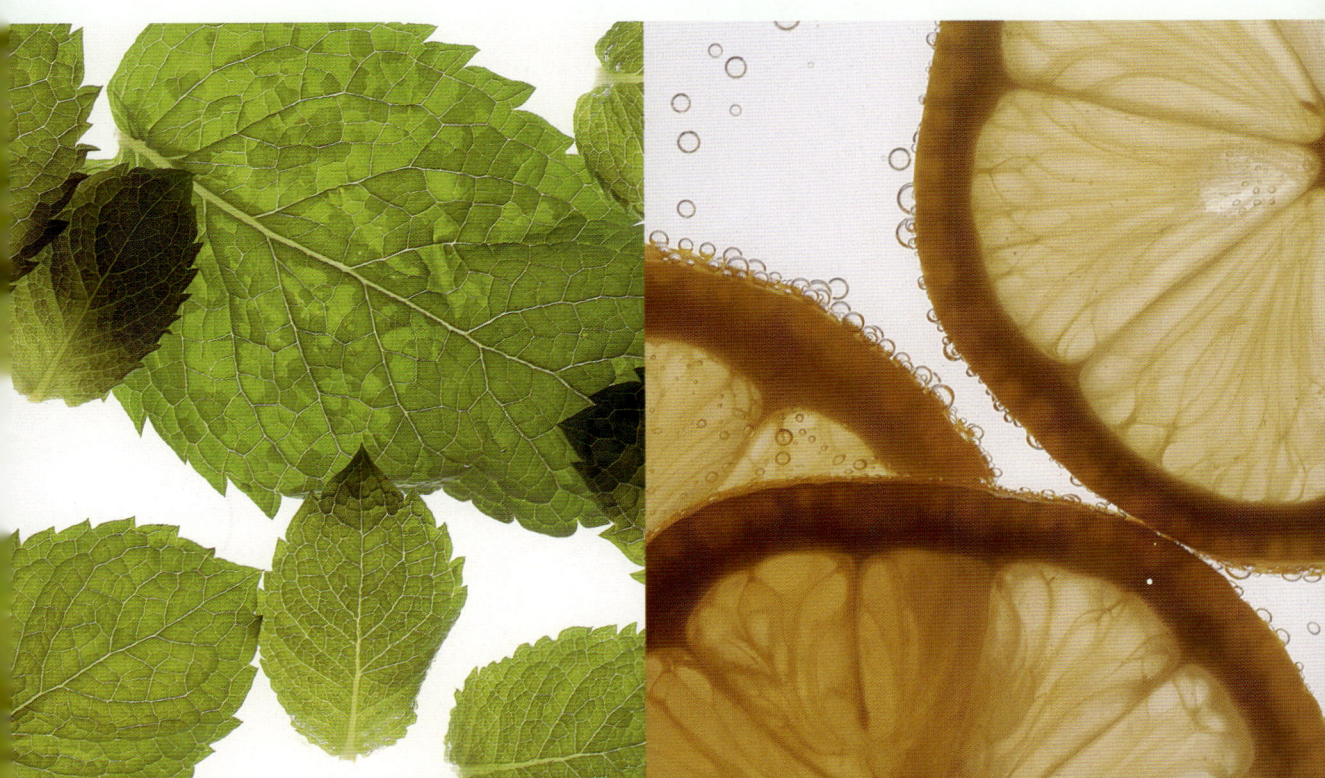

体のためになる飲み物

ここでは、毎日の水分補給に加えると体のためになる飲み物をご紹介しましょう。「キャベツのゆで汁を飲むと、病気も退治できるし、顔色もよくなるのよ」──おばあちゃんから、こう聞かされたことはありませんか？　実際、これは本当の話なのです。

　野菜の栄養成分の多くは、調理する間に水に溶けて失われてしまいます。長時間煮込んだ場合は特にそうです。このせいで、よく「野菜は煮すぎてはいけない」と言われるのです。時間をかけて煮れば煮るほど、野菜の重要成分や微量元素が失われてしまいます。

　一方で、野菜のゆで汁そのものを飲むと体にいいとされています。ただし、ゆでるときに塩を極力控えなければいけません（最大で1つまみ。できれば何も加えないのが一番です）。実際、解毒プログラムでは、「野菜のブロス」──「おばあちゃんのキャベツのゆで汁」にもう少し手を加えたスープ──が必須メニューとして取り入れられているのです。このスープは体内をきれいにし、酸性に傾いた体をアルカリ化してくれます。しかもビタミンやミネラル、微量元素を豊富に補給できるホット・ドリンクでもあります。たとえ解毒プログラムを実行していなかったとしても、もちろん同じような効果が得られます。

　この「野菜のブロス」を飲み、あとは生野菜かフレッシュ・フルーツしか食べない日を週1日、あるいは月1日でもつくれば、あなたの体内組織の水分補給と解毒作用は驚くほど促進されるでしょう。そうそう、おばあちゃんはもう1つの効果も言い当てていました。このスープを飲めば、たしかに顔色が驚くほどよくなるのです。

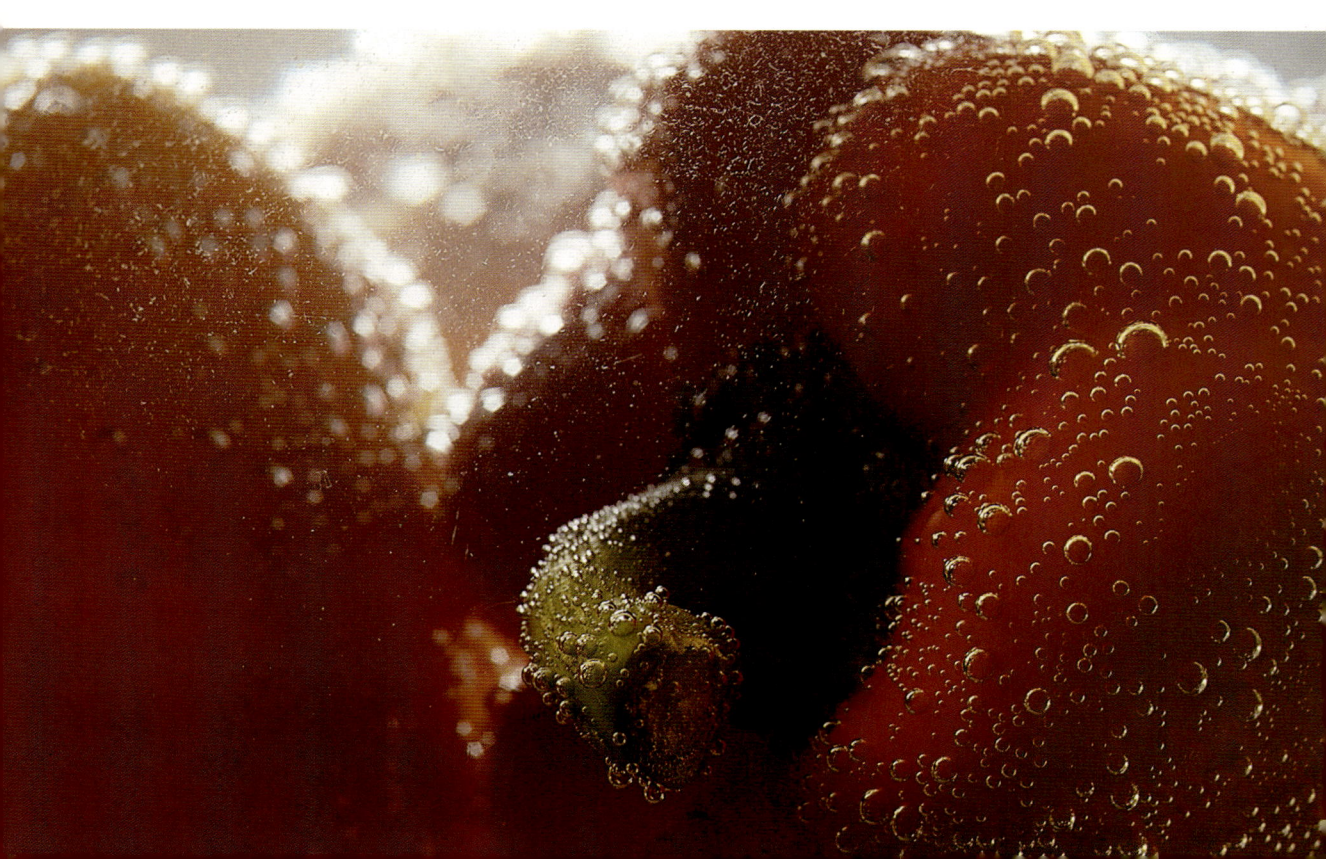

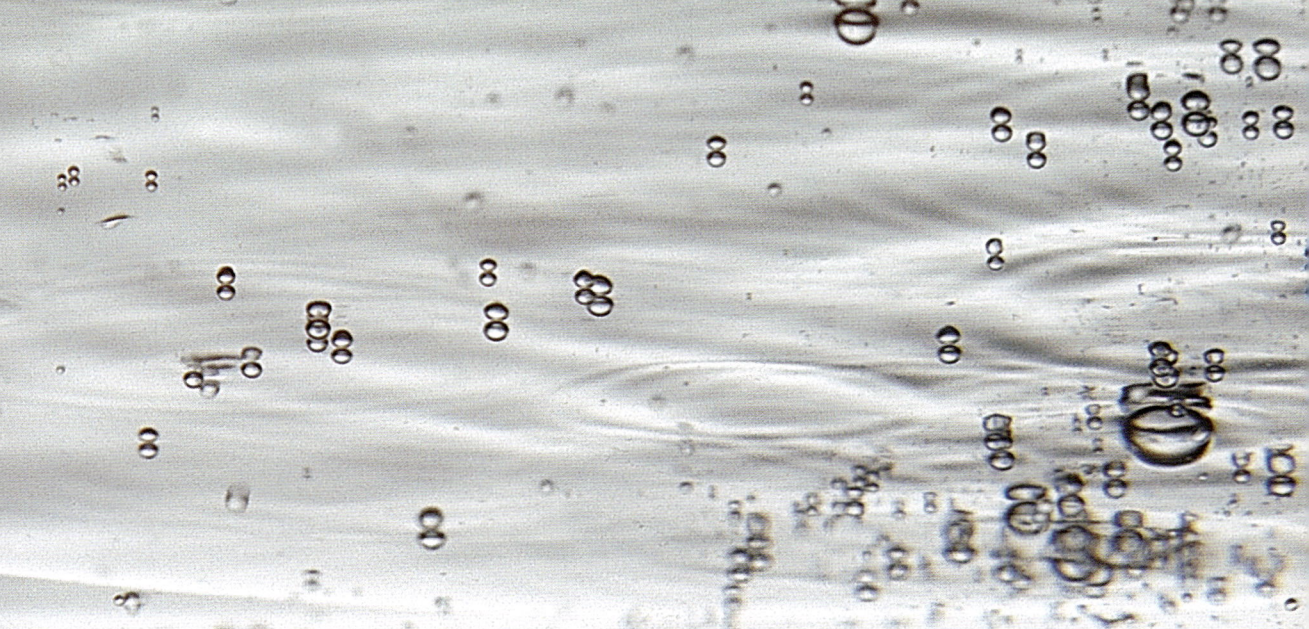

野菜のブロス

　もし手に入るなら、有機野菜を使った方がいいでしょう。それができない場合は、常に野菜をしっかり洗うよう心がけてください。また市販の野菜ブイヨンを使うときには、その成分を注意深く確認しましょう。添加物を避ければ、さらにおいしい、あなたのオリジナル・ブロスのできあがりです。

- 大きめのジャガイモ　2個
- にんじん　2本
- セロリ（葉がついたまま）　4本
- ビートの根（葉がついたまま、生で）　2本
- 上記材料以外の野菜　最低2種類
　（そのうち、1種類は青野菜で。たとえば、キャベツ、カブ、ヤマイモ、ブロッコリ、ほうれん草、セルリアック、ネギ、タマネギ、パースニップ、新キャベツ、マロー、かぼちゃなど）
- ミネラルウォーター、または浄水した水　1.75ℓ
- フレッシュ・ハーブとスパイス　お好みで
　（たとえば、パセリ、ローズマリー、しょうが、チリペッパー、トウガラシ、コリアンダー、タイムなど）

　野菜はこすり洗いをし、皮を残したまま、ざく切りにしてください。ノンアルミニウムの大きな鍋にお湯を沸かし、その中に切りたての野菜とハーブ、スパイスを手早く入れます。それらが空気にふれる時間をなるべく少なく抑えるのがポイントです。沸騰したらふたをし、そのまま弱火で45分間ゆでます。火からおろしたら、さらに15分間そのままにしておきます。清潔ななべにゆで汁（ブロス）を濾し、野菜を取り除きます。その日1日、必要に応じて鍋を温めながら（電子レンジでは温めないように）、ブロスを一度にカップ1杯ずつ飲みましょう。

第2章　水が体にいい理由

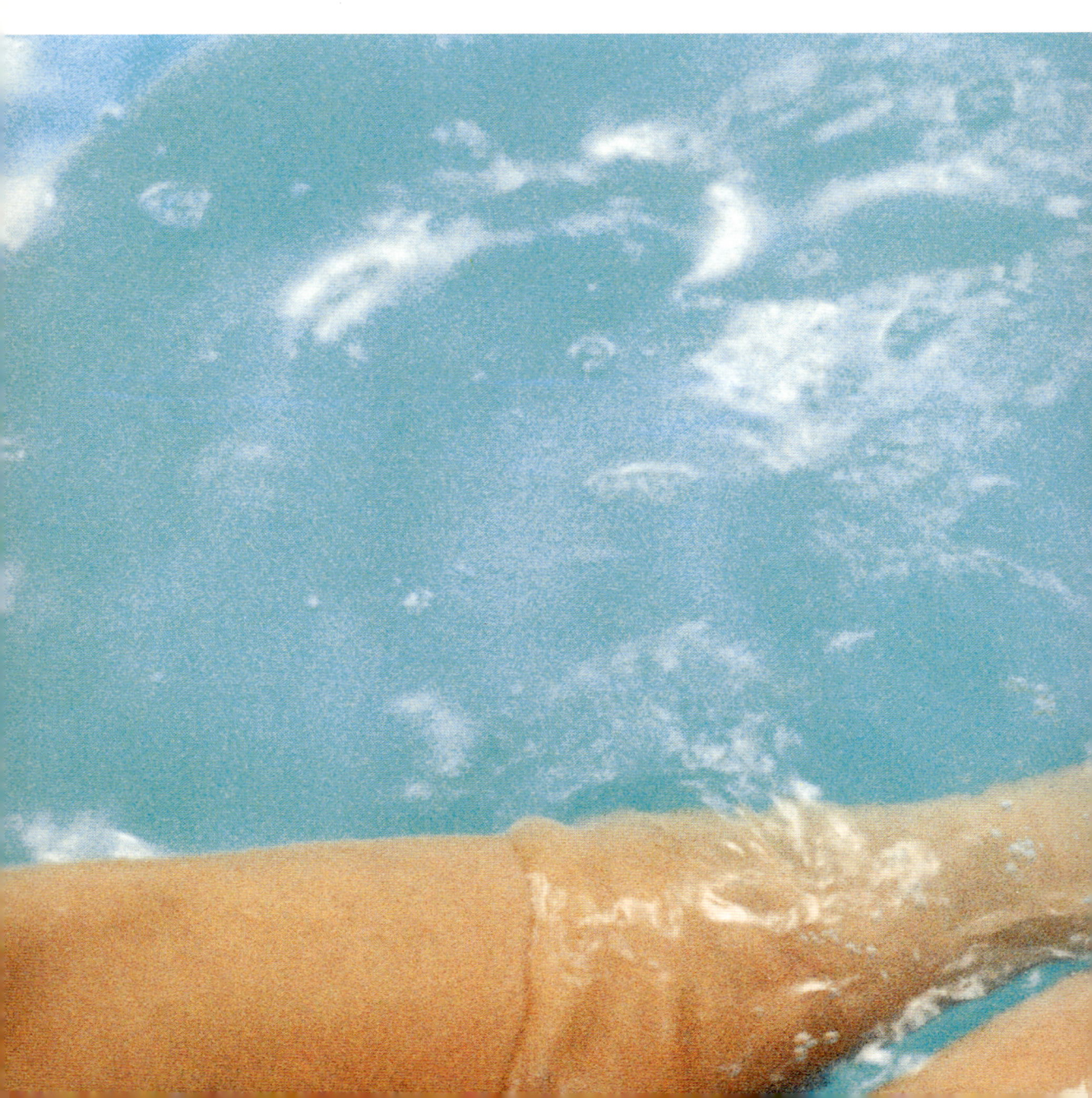

もうおわかりのように、体が求めている量の水をきちんと飲んでいる人はほとんどいません。そのせいで、大抵の場合、私たちの体は少なくともやや水分不足の状態にあります。しかし、慢性的な脱水状態は悪化する恐れがあり、関節リウマチや潰瘍など数々の病気を招きかねないのです。水分補給が体にもたらす効果ははかりしれません。水をたくさん飲めば、消化器系から排せつ系、神経系、免疫システムに至るまで、すべての機能が改善されます。肌にはハリとツヤが出るうえ、全身にエネルギーが湧き、注意力も上がるのです。それにしても、毎日飲む水の量を増やすだけで、本当にこんな変化が起きるのでしょうか？　実際のところ、これは本当なのです。それは至って簡単にできるのです。

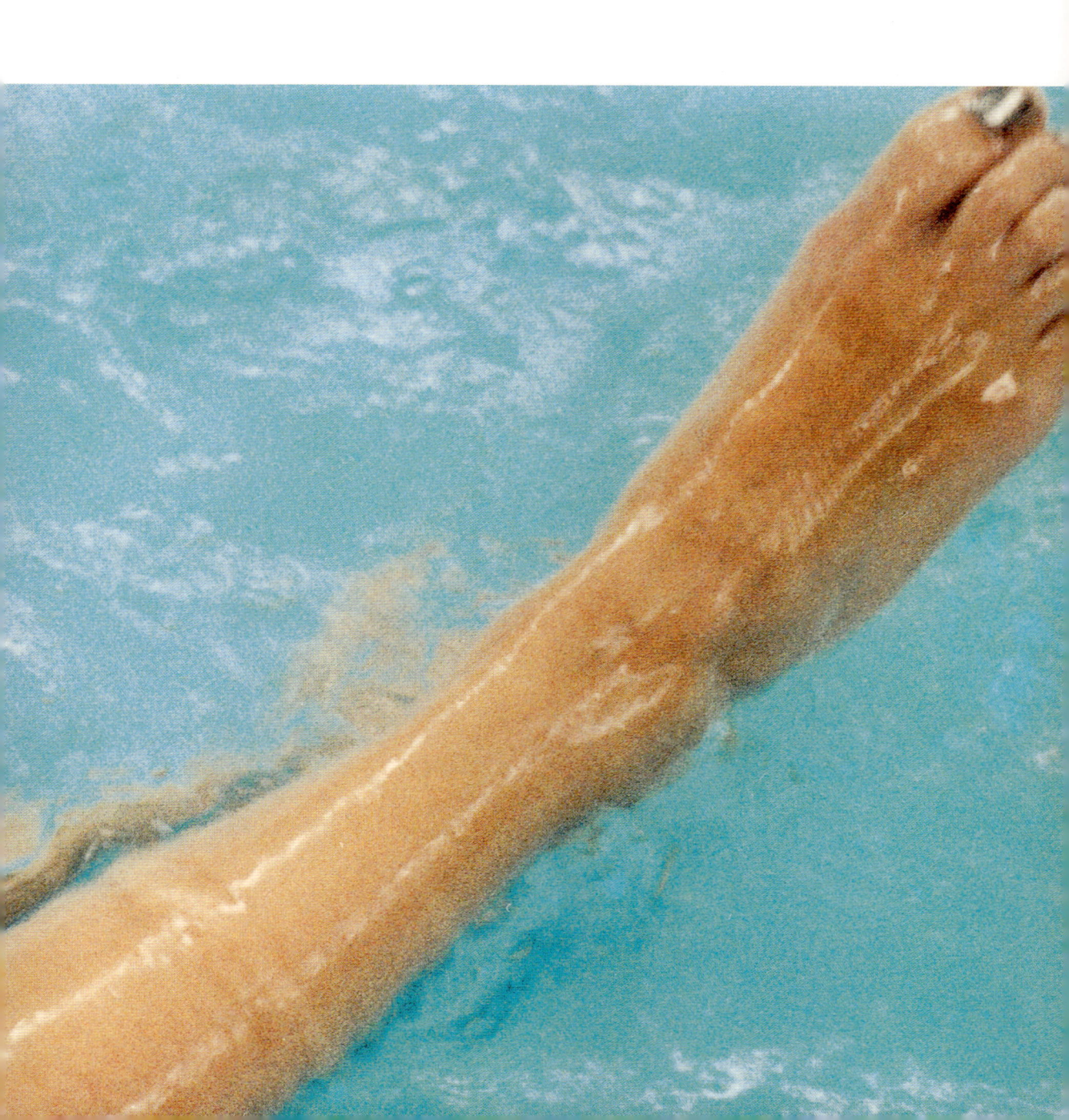

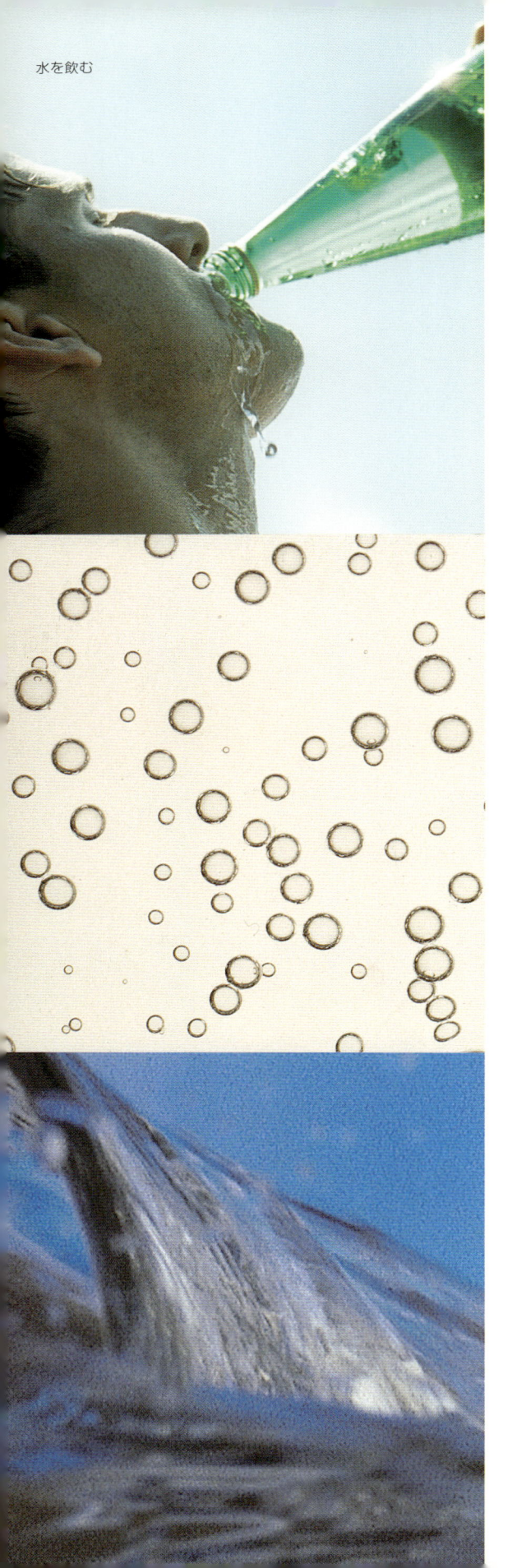

脱水症状

　十分な量の水を飲むことは、体全体にとって非常によいことです。でも、水分不足に気づくのが遅れたとしても、いち早くそのことをあなたに教えてくれる体内器官や組織があります。その代表ともいえるのが、肝臓と腎臓です。この2つは、私たちが日常的に摂取している毒素の処理をする、大変重要な器官なのです。

肝臓

　まちがいなく、肝臓は体の解毒器官の中で一番のはたらき者です。肝臓は、私たちが毎日のように消費するアルコール、カフェイン、ジャンクフード、添加物、薬などの毒素を中和してくれる器官です。それらの有毒成分は肝臓によって毒を取り除かれたあと、体内組織に戻され、排せつされます。

　とはいえ、「なんとかなるだろう」と毒素を摂取し続けていると、肝臓が働きすぎになり、毒素をすみやかに処理できなくなります。そういった老廃物が蓄積された結果、肝機能が低下し、黄疸から頭痛まであらゆる種類の病気にかかりやすくなってしまうのです。

腎臓

　腎臓は血液中の老廃物を排除し、血流の流れをよくする器官です。腎臓は尿を通じて毒素を排せつします。よく「尿の色やにおいで腎臓の健康状態がわかる」と言われるのはこのせいなのです。肝臓と同じく、腎臓もはたらきすぎで毒素がたまるとその機能が著しく低下し、腎臓結石や膀胱結石などさまざまな病気を招いてしまいます。

体内毒素がたまると

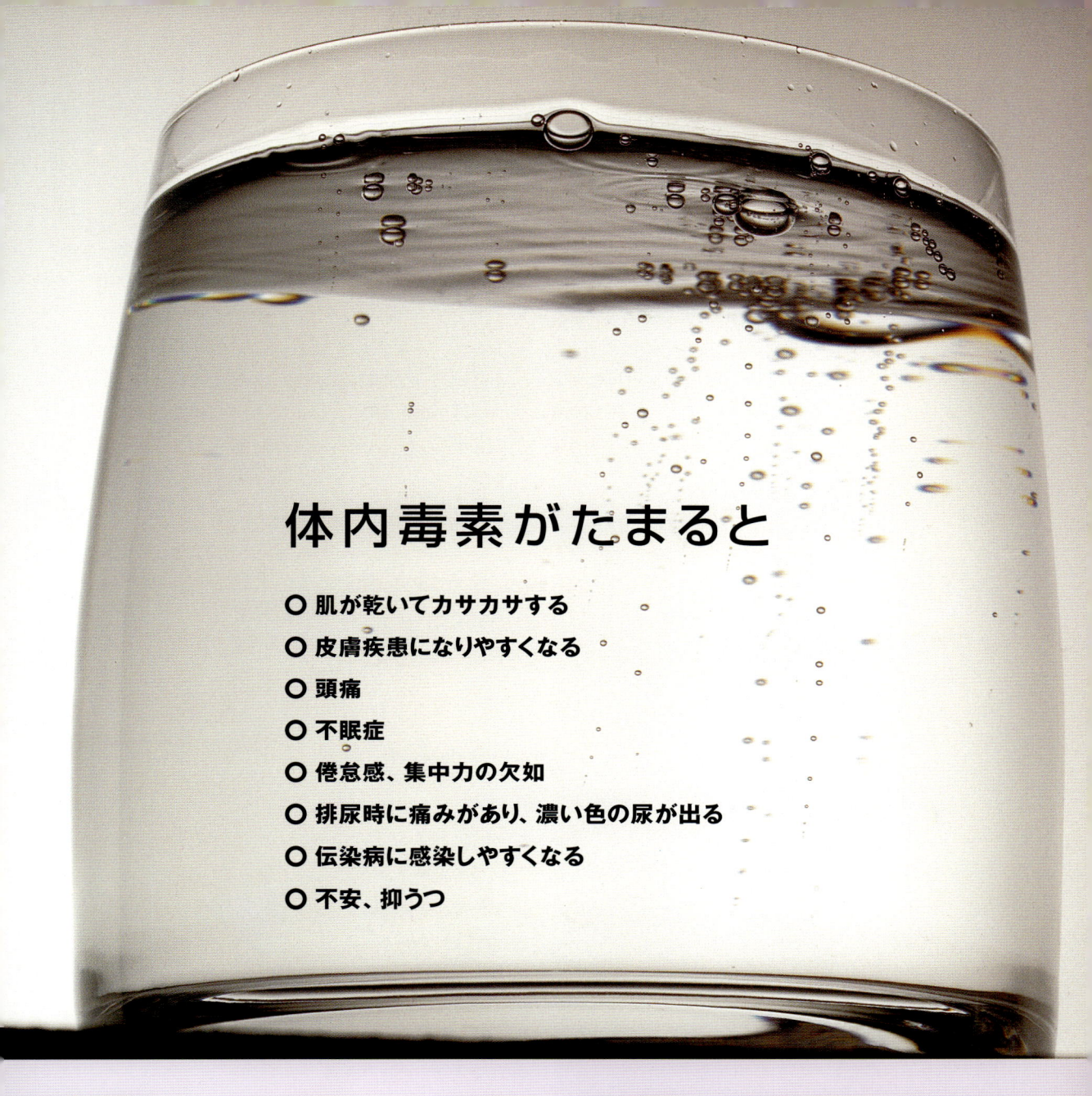

○ 肌が乾いてカサカサする
○ 皮膚疾患になりやすくなる
○ 頭痛
○ 不眠症
○ 倦怠感、集中力の欠如
○ 排尿時に痛みがあり、濃い色の尿が出る
○ 伝染病に感染しやすくなる
○ 不安、抑うつ

水の働き

　肝臓・腎臓に過度の負担がかかった場合、最大の解決策は徹底的な解毒以外にありません。水をたくさん飲むことはそれらの機能回復に役立ちます。大量の水によって肝臓・腎臓の洗浄機能が高まり、たまった老廃物を洗い流すことができるからです。水を飲めば飲むほどこの洗浄機能は高まり、あなたの心身もさらに回復していくのです。

　肝臓・腎臓がは働きすぎで脱水状態に陥った場合、これまでご紹介した病気以外にも、上に挙げたようなたくさんの副作用が出てしまうことも考えられます。

　こういった副作用を避けるためにも、1日中しっかりと水を飲まなくてはいけません。大量の水を飲めば、肝臓・腎臓には常に水分が行き渡り、毒素の中和と排せつが促されるからです。こうした適切な水分補給により、長い間悩まされてきた頭痛、トラブル肌、疲労感、体調不良などの問題が奇跡的に解決してしまった、というのはよくあることなのです。

消化器系

食物は私たちのエネルギーの源です。その食物が体によいものであればあるほど新陳代謝が促進され、私たちはさらに健康になっていきます。食物は必ず消化器系を通り、そこで栄養分が吸収され、老廃物が取り除かれることになります。

残念ながら、消化器系はいつも正常に機能しているとは限りません。毒素を過剰に摂取したり、貧弱な食生活を送っている場合、消化器系ははたらきすぎになり、その作用が鈍ってしまうのです。すると毒素が次第に蓄積され、病気の徴候（ほんの数例を挙げると、頭痛や関節炎、過敏性腸症候群、免疫力低下など）が現れてきます。

老廃物の処理

大腸は、老廃物処理の最終段階を担当する器官であり、最も問題が起こりやすい器官でもあります。大腸の直径は6センチ、長さは1.5メートル、形はじぐざぐ型で、その中には善玉菌（解毒作用を促進し、感染から守ってくれる菌）が何十億もいます。健康な人の場合、大腸の動きが活発なため、食事をしてから24時間以内に消化・排せつが起こります。ところが不健康な人の場合、腸の動きが不定期で鈍いため、大腸が体外に排せつするはずの老廃物を再吸収し、血液中に送り込んでしまう可能性があります。そうなると、いわゆる「自家中毒（または自己中毒）」になってしまうのです。

多くの場合、自家中毒の根本的な原因は貧弱な食生活にあります。体に悪い飲食物（ジャンクフードやコーヒー、アルコール、加工食品、脂肪分・砂糖分・塩分の多すぎる食べ物、薬物）をとりすぎたり、タバコをふかしたり、汚染された空気を吸い込んでいれば、私たちの体がそれらに対応しきれず悲鳴をあげても当然でしょう。

消化器系を正常に機能させるためには、ちょっとした心がけが必要です。それは本当に簡単なことな

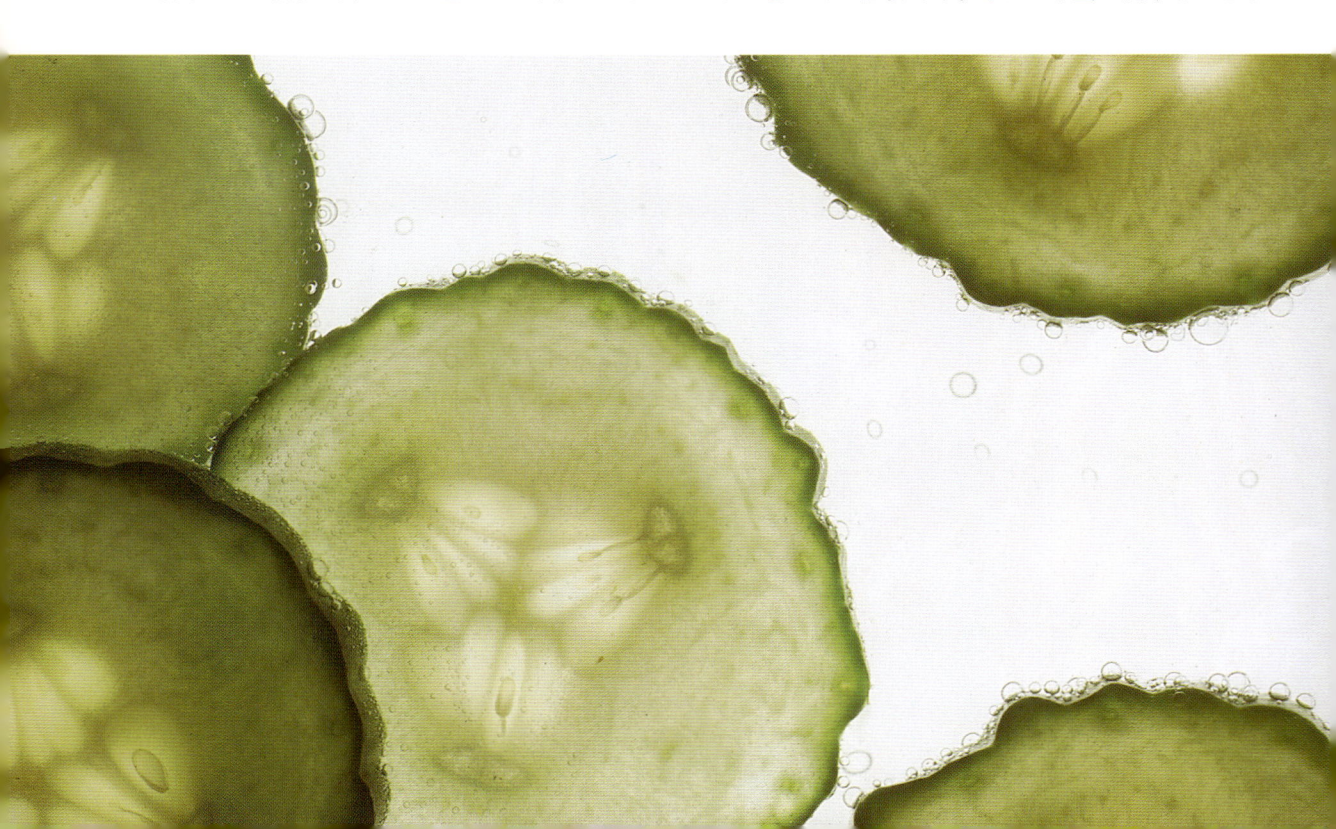

のですが、私たちの多くはその心がけを無視してしまいがちです。大切なのは、食べる量を減らすことではなく、毎日の食事に気をつかうこと。処理過程で栄養価のほとんどを失い、ほとんど脂肪分、砂糖分、塩分や保存料、着色料、人工香味料だけで味つけされたような食品は極力避けるべきです。そんな食生活を続けていると、心臓病をはじめとする大病にかかるおそれがあります。

正しい種類の食物繊維

ぜひとも摂取したい栄養素のひとつが食物繊維です。新鮮な（できれば有機栽培の）果物や生野菜をたくさん食べましょう。そして全粒パンと一緒にたくさんの水も飲むようにしましょう。こういった食物は腸壁を刺激し、蠕動運動を活発にし、有害物質が腸内に長く留まるのを防いでくれます。しかも、「粗繊維」は腸の粘膜を傷つけてしまうことがあるのに対し、果物や生野菜の食物繊維は腸にとてもやさしい成分なのです。それに、果物や野菜には水分も豊富に含まれています。そしてこの水分こそ、腸の機能促進には絶対に欠かせない存在なのです。大腸は食物の水分を吸収したうえで老廃物を排除しようとするため、腸の下部にいけばいくほど老廃物は乾いた状態になります。そして、乾きがひどくなるほど老廃物は憩室内部に残留し、排せつされにくくなります。だからこそ水を大量に飲めば、老廃物の排せつがスムーズになるのです。

食物繊維入りの飲み物

食物繊維入りの飲み物は、腸に残留した老廃物を押し出す助けをしてくれます。こういった飲み物は、便秘をはじめとする腸の不快感に苦しんだり、解毒プログラムを行っている場合には特に役立つはずです。中でも最も効果があるのはオオバコ種子で、これは健康食品のお店ですぐに入手することができます。腸を通過すると、オオバコはもとの10倍から15倍のサイズに膨れ上がり、腸内の老廃物を押し出してくれるのです。大きめのコップ1杯の水に、小さじ1杯分のオオバコ種子を加えて飲んでみましょう。そのあと、少なくともコップの水をもう2杯飲むことをおすすめします。

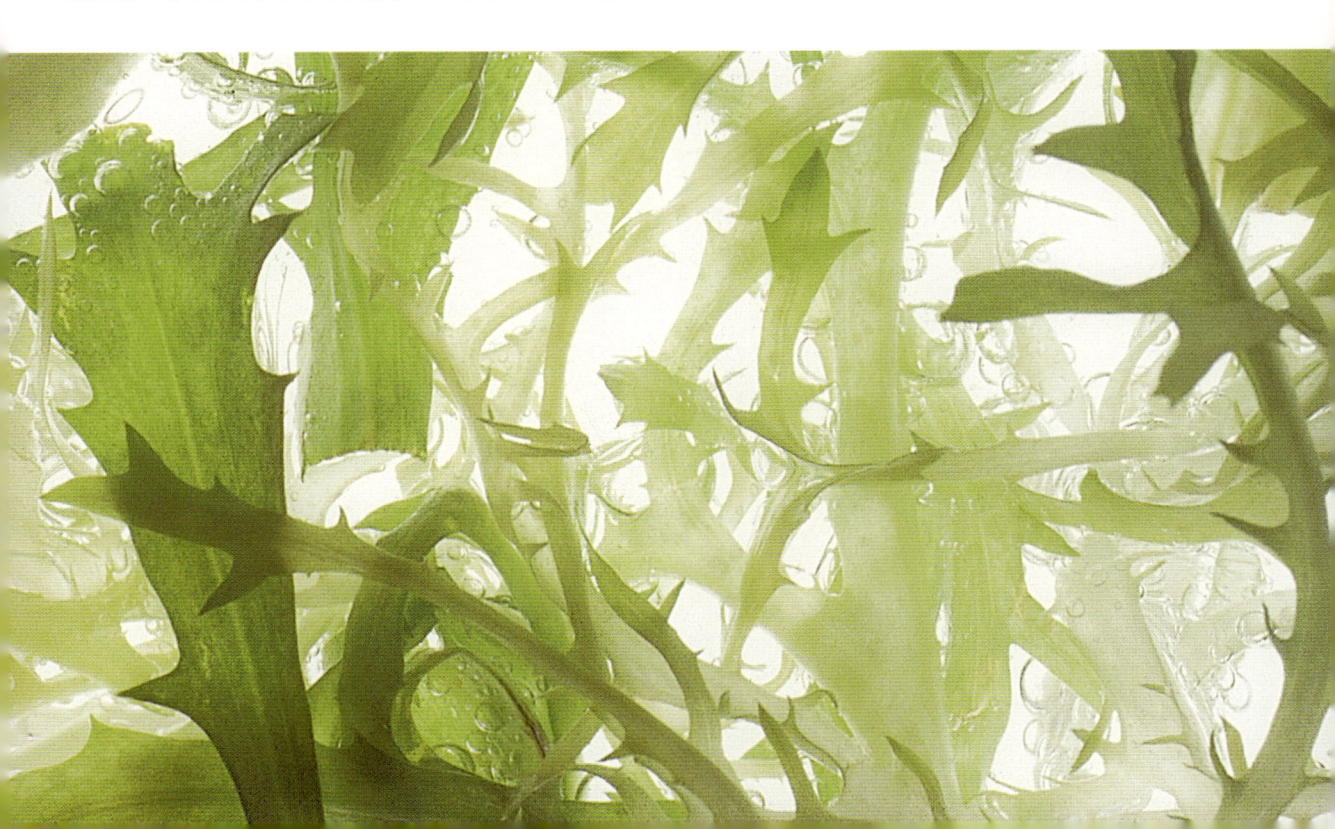

免疫システム

働きすぎで消化器系の機能が低下すると、その影響が免疫システムにまで及ぶ可能性があります。私たちの体は非常に複雑な有機体で、細胞レベルの成長と更新が常に繰り返されています。古い細胞、傷ついた細胞、死んだ細胞は、新しくて健康な細胞に毎日置き換えられていくのです。

体の新陳代謝には独自の優先順位があります。このため、病気になると、私たちの体は侵入してきた菌の撃退とダメージの回復に集中することになります。同様に、体内器官にもまた優先順位があります。非常に寒いとまず手足が冷えるのは、体が主要器官を温めようとしているからなのです（凍傷が最初に足のつま先や指先にできるのはこのせいです）。

ありがたいことに、大部分の人にとって、病気や感染はほんの一時的な問題にすぎません。だから病気や感染から回復すると、体はいつもの「洗浄」と「更新」という仕事に戻ることができるのです。ところが脱水状態になると、体内には毒素が溜まり、病気のときとほぼ同じ状態になります。すると、体は毎日行っている細胞の更新作業をするかわりに、毒素を取り除く作業に集中してしまうのです。そのうえ体が脱水状態に陥ると、体内の器官も組織もその機能が鈍り、通常以下のはたらきしかできなくなってしまいます（この傾向が特に見られるのが、腎臓、消化器系、そしてリンパ系です）。

リンパ系

リンパ系は循環器系とよく似ています。一番の大きなちがいは、リンパ系には体液（リンパ液）を動かし続ける「心臓」にあたる部分がないことです。そのかわり全身の筋肉の収縮と伸張の結果、水、プロテイン、白血球、電解質を運んでいます。リンパ液は免疫システムの健康を担う中心的な役割を果たしているため、その流れを滞らせないことが重要です。原則的にリンパ液は体の老廃物排出の担当で、毒素や死んだ細胞、血球のかけらや抗生物質などを体内から取り除きます。つまりリンパ系とは、これらの毒素を破壊して体に害のない形に変える存在なのです。無害になった物質は血流に戻されたり、肝臓か腎臓へ運ばれたり、または汗になって直接体の外へ排出されます。

リンパ管は肌のすぐ下に張り巡らされています。リンパ液は、すりむいたり火傷をするとにじみ出てくる透明な滲出液のことです。また、リンパ腺は首や脇の下、足のつけ根にあり、ウィルスに感染するとよく腫れてしまいます。リンパ腺内につまっているリンパ球は、体内のあらゆる組織に到達し、細菌やウィルスに対する抗体をつくります。

リンパ液の流れがよくなるほど体は健康になります。だからこそ水が大切なのです。脱水状態になった場合、リンパ液の流れは滞り、外部ウィルスに対する体の抵抗力が失われます。そのうえ、体内老廃物の処理能力まで低下してしまうのです。

リンパ液の流れをよくする

毎日2リットルの混じりけのない水を飲みましょう。これは、リンパ液の流れをよくする一番手っ取り早い方法なのです。おまけに、こうしてリンパ系を刺激することにより解毒効果も一層促進されます。

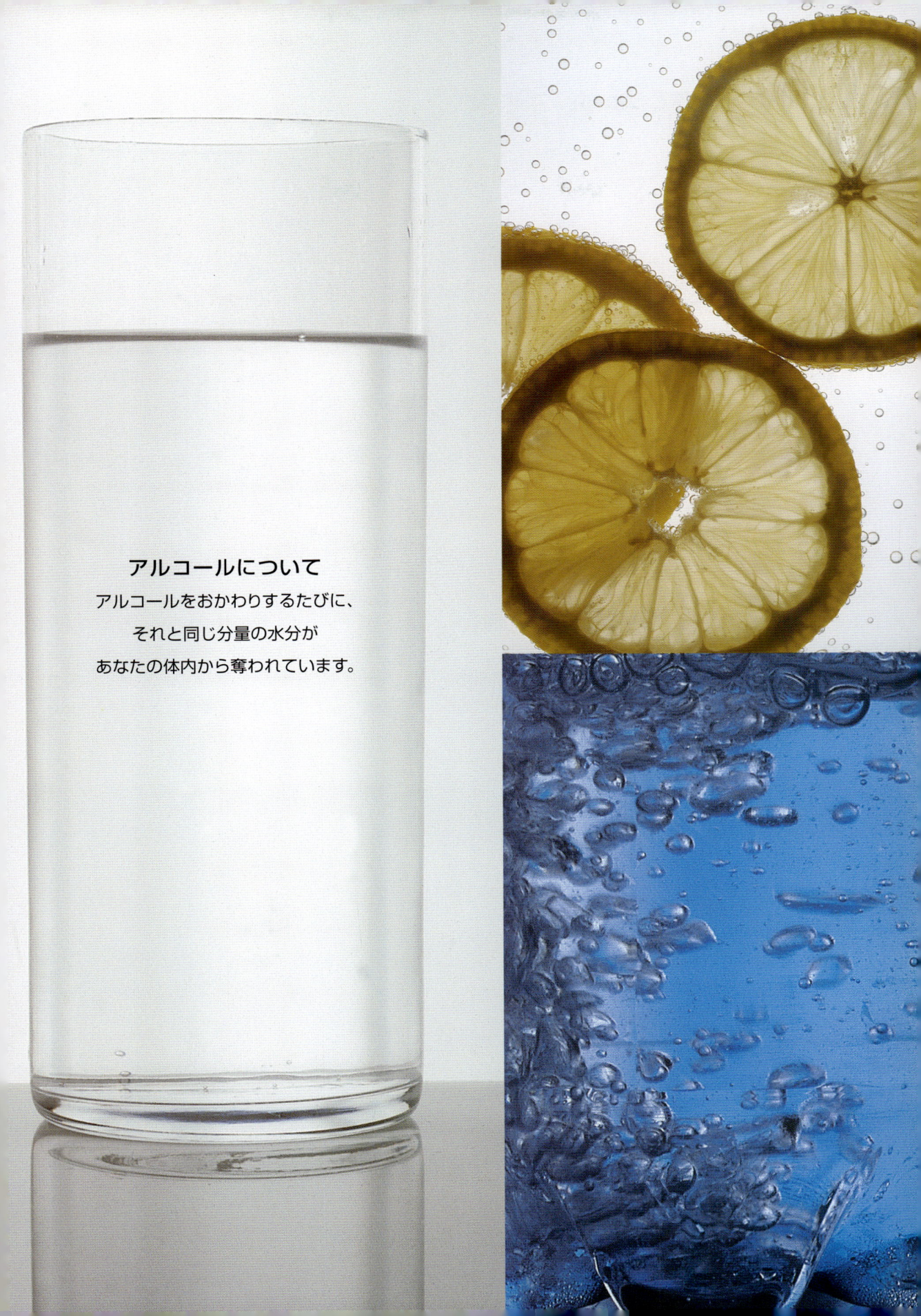

アルコールについて
アルコールをおかわりするたびに、
それと同じ分量の水分が
あなたの体内から奪われています。

リンパ系を刺激する

血液の流れとは異なり、リンパ液にはその流れを促進してくれる「心臓」のような器官はありません。でも、リンパ液の循環がよくなれば体が健康になることを考えると、リンパ系を刺激することがいかに重要かおわかりいただけるはずです。先にご説明したとおり、リンパ系を刺激するには水をたっぷり飲むことが欠かせません。しかし、これ以外にもリンパ系を刺激してよい健康状態を保つ方法があるのです。

リンパ・ドレナージュ

　リンパ・ドレナージュ（MLD）は、リンパ液の流れをスムースにするマッサージです。このマッサージにより、リンパ液の滞り（とどこお）に関連する多くの症状（むくみ、セルライト、月経前症候群など）が解消されます。しかも、MLDは火傷やねんざ、それに気管支炎などの呼吸器系の病気の回復を早めると言われています。

　MLDは非常にリラックスできるセラピーです。通常のマッサージとは異なり、タッチが非常に軽いため、最初は物足りなく感じるかもしれません。しかし、正規のMLDセラピストによるマッサージは、リンパ系を効果的に刺激してくれます。MLDには2つのすばらしい効果があると言われています。1つは神経系に深い鎮静効果をもたらしてくれること。そしてもう1つは美容効果も高めてくれることです。特にニキビや傷跡、それに目の下の腫れをはじめとするむくみ全般などの肌のトラブルにすぐれた効果を発揮します。

運動の必要性

　リンパ液の流れは運動によっても促進されます。リンパ系に最も効果的な運動は、リズミカルな（激しすぎない）エアロビクスです。実際、筋肉にストレスを加えすぎると、かえって老廃物が生み出され、リンパ系の仕事をさらに増やしてしまいます。他におすすめできるのは、水泳と跳ね返り運動（たとえば、10分から

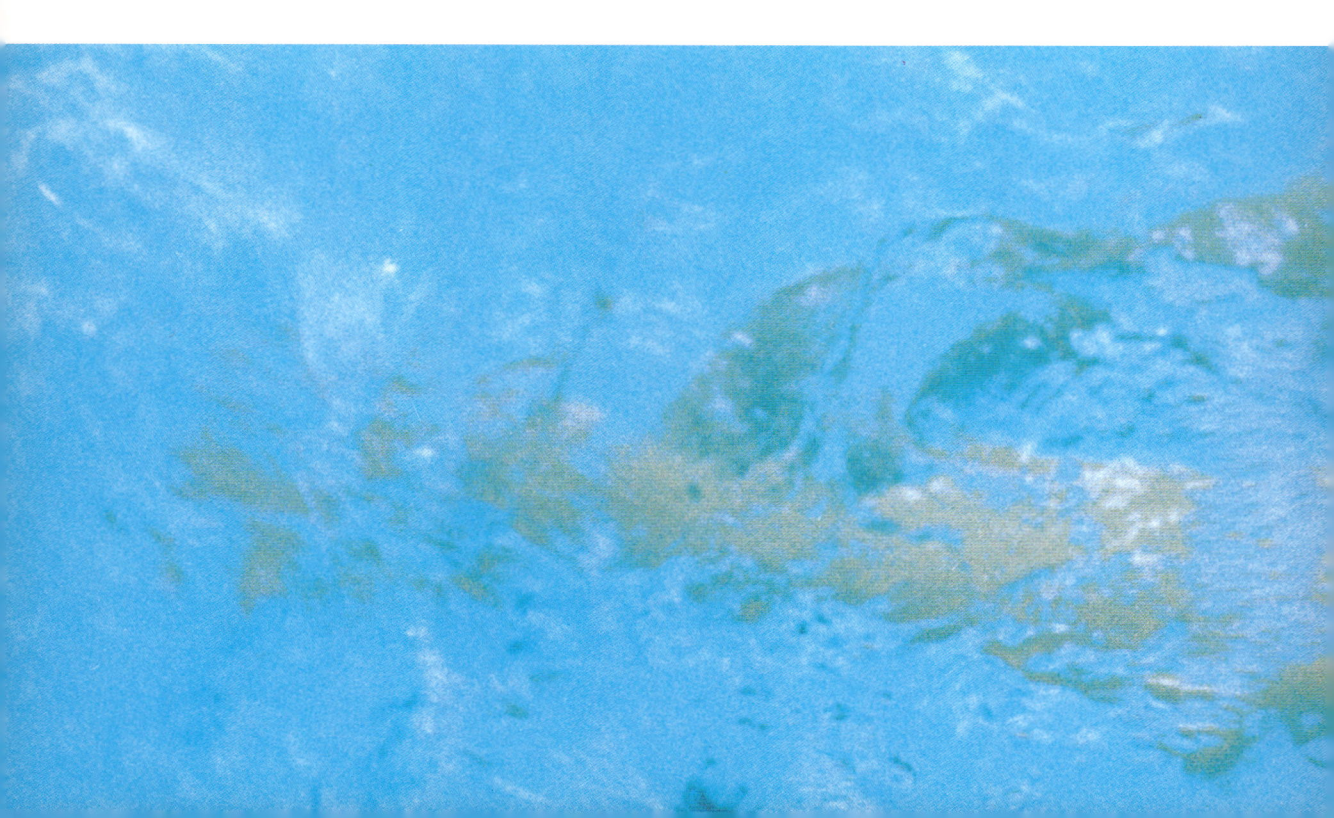

15分間ミニ・トランポリンでジャンプするなど）です。この2つにはどちらも律動的な特性があるため、特別よい効果が期待できます。ただし、跳ね返り運動を連続して行うと、リンパ球を酷使する恐れがあるので十分気をつけましょう。また、全般的に体にいいと言われるヨガと気功も、リンパ系を刺激するにはもってこいの運動です。

もっと簡単にできる運動がいいという人には、早歩きをおすすめします。早歩きをすると、リンパ系は効果的に刺激されます。まわりの景色を楽しみながら行うと、その効果はさらにアップします。海や山、公園などに出かけた際にはぜひ試してみてください。ゆったりめのくつろげる服を着て、かかとの低い靴、もしくはトレーニング・シューズを履き、きびきびとしたペースで歩きましょう。ただし走る必要はありません。景色を楽しみながら深呼吸をし、最低でも1時間ほど歩きましょう。週に2、3回、この早歩きができれば理想的です。

日常生活においても、もっと積極的に歩くことを取り入れられるはずです。通勤時にはいつもより手前でバスや電車から降り、その分の距離を歩いてみましょう。オフィスがビルの高層階にあったら、エレベーターの代わりに階段を使いましょう。子供の学校の送り迎えには、車をやめて歩くようにしましょう。あなたの毎日にウォーキングを取り入れる方法はいくらでもあります。しかも、こうすることで、あなたは自分のリンパ系の汚れだけでなく、地球の大気汚染まで防ぐことができるのです。車を使わないで歩いた分だけ、排気ガスも出さずに済むのですから！

スキン・ブラッシング

スキン・ブラッシングもリンパ系を刺激する方法のひとつです。毎日入浴前にこれを行えば、リンパ系の循環がスムースになり、肌そのものの老廃物が排除されるようになります。

スキン・ブラッシングは、おそらく最強のセルライト対策法です（詳細はp.82-3を参照）。なぜなら肌をブラッシングすることで、リンパ液の流れが刺激されるだけでなく、血液循環もスムースになるからです。同時に肌がきめ細かくなり、どんどん柔らかく、すべすべになっていきます。このため、結果的にセルライトにも大きな効果があることは言うまでもありません。

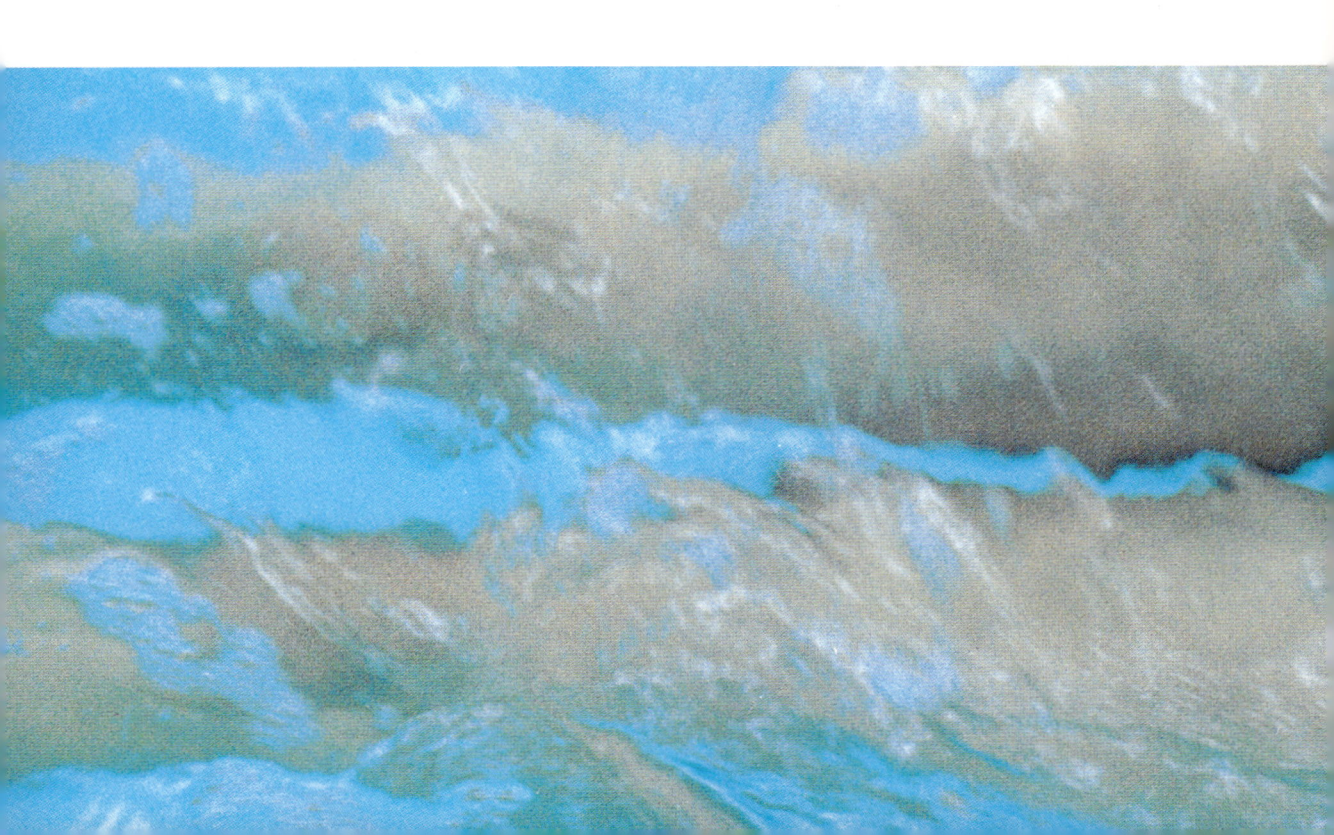

水で健康になろう

体の不調の多くは、体内システムがうまく機能しない（毒素がたまっては働きすぎになる）せいで起こります。このことからもわかるように、混じりけのない水を飲むことは、体の健康とエネルギーを維持し続けるための最良の方法なのです。

世界最古の健康管理法、自然療法によると、さらに理想的なのは「水しか飲まない日」をときどきつくることだそうです。これは、水分しかとらないことで体内が浄化されるためだけではありません。はたらきすぎで弱った体内システムや器官が休まり、回復できるためでもあるのです。

日常生活において、体が「洗浄」と「更新」の作業にとりかかるのは、基本的に私たちが寝ている時間、つまり夜だけと言われています。しかし絶食をすると、消化器系は静止状態になり、そのおかげで体内エネルギーは解毒と回復を集中的に行えるようになります。これによって、さまざまな組織や器官の中に蓄積されていた老廃物や毒素が血流に吸収され、体外へ排出されるのです。

イギリスのバッキンガム州にある自然療法クリニック「ティリンガム」や、ヨーロッパに数多くある温泉保養所では、いろいろな症状をもつ患者に対して、軽い絶食をすすめています。なぜなら絶食は肥満防止になるだけでなく、免疫システムの強化も促す手段だからです。また、自然療法の愛好者たちの間では、絶食は生理学上の「健康」と同じように、精神面・感情面での「幸福」も高めてくれる手段だと考えられています。

休息とリラクゼーション

1日水断食を実行しようと思ったら、完全に外界から隔絶された状態になれる日を選ぶようにしましょう。肉体的なものであれ、感情的なものであれ、体がなんらかの欲求を感じてしまうと、絶食に必要な心の平静が失われてしまうからです。水断食を実行するなら、確実にひとりきりになれる日にしましょう。どこへも外出する予定がなく、何もすべきことがない日を選ぶのです。

体を休め、ゆったりとした気分でその日を過ごします。軽く歩いたり、気分に応じて瞑想したり、簡単なヨガをするのもいいでしょう。水断食は肉体面のみならず、心理面および精神面でもリフレッシュ効果があります。だから、その日1日は電話やテレビもやめましょう。そのかわり、誰にも邪魔されない自宅で、静かにくつろげる環境をつくるのです（忘れずに電話のプラグは抜いておきましょう）。水断食をさらに効果的に行うには、海や山へ行って新鮮な空気を胸いっぱいに吸い込み、その自然環境を十分に楽しむことです。

水に関するミニ知識

絶食は腎臓の機能を促進します。腎臓は、100万個の非常に小さいフィルターを通じて、5分ごとに体内の血液すべてをきれいにしているのです。

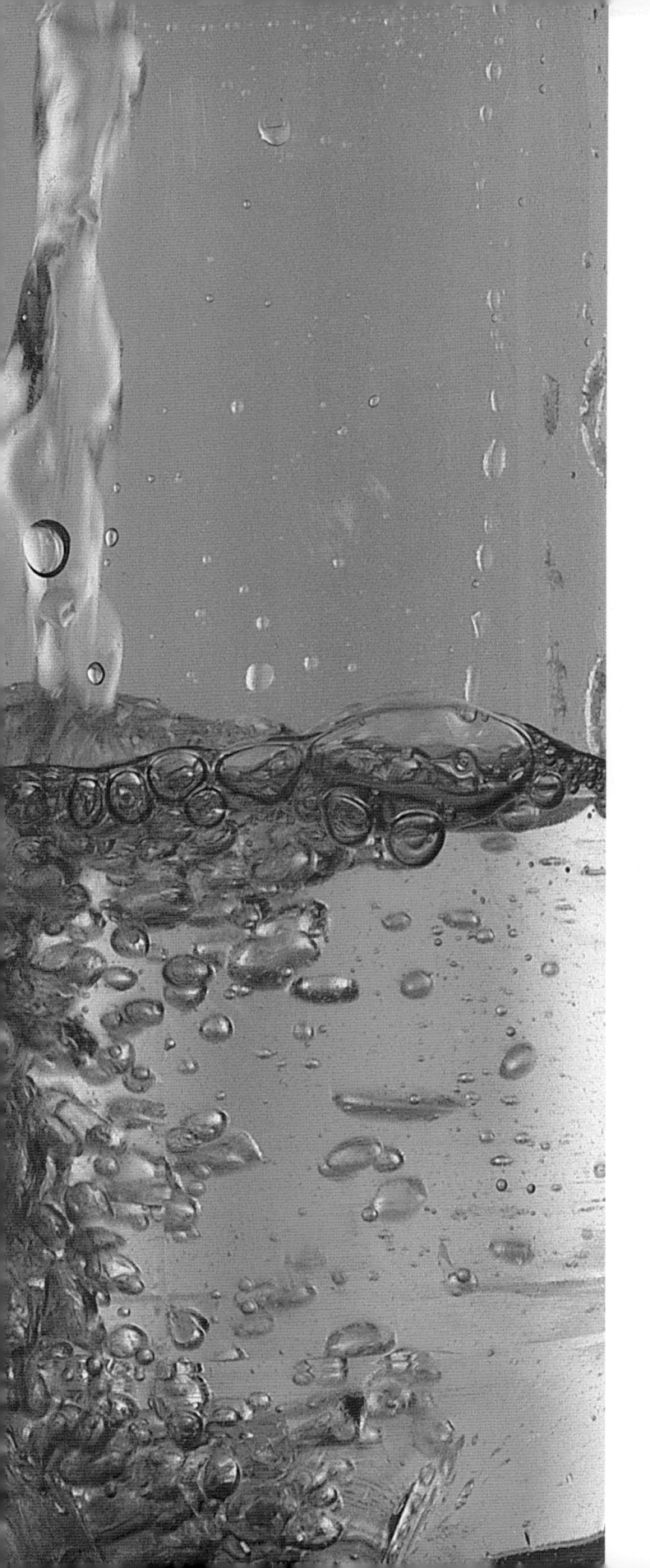

水断食

　水断食をする前日には、生食ダイエットをしましょう。つまり、生野菜や果物(できれば有機栽培のもの)だけを食べるのです。さらに、忘れずに水をたっぷり飲んでおきましょう。こうすれば、水断食に向けて体の準備が整いやすくなります。

　水断食当日は、1日で2リットルから4リットルの混じりけのない水(一番いいのはスプリングウォーターです)を飲みましょう。室温に関わらず、コップ1杯の水を1時間ごとにとるようにします。

　その日は体が欲するままに行動します。もし新鮮な空気が吸いたくなったり、散歩に出かけたくなったらそうしましょう。反対に、疲れを感じているようなら横になって眠りましょう。

　場合によっては副作用がでてくるかもしれません。最も一般的なのは舌が白くなること、それに頭痛です。でも、これは体が毒素を排出している証拠。なにも不安に思うことはありません。

　頭痛がするようなら、散歩に出て新鮮な空気を吸ったり、少量のラベンダーオイルでこめかみをマッサージしたりしましょう。

　翌日は、もう一度生食ダイエットをし、たくさんの水を飲みましょう。できるだけのんびりするよう心がければ、副作用はいつのまにか消えてしまうはずです。

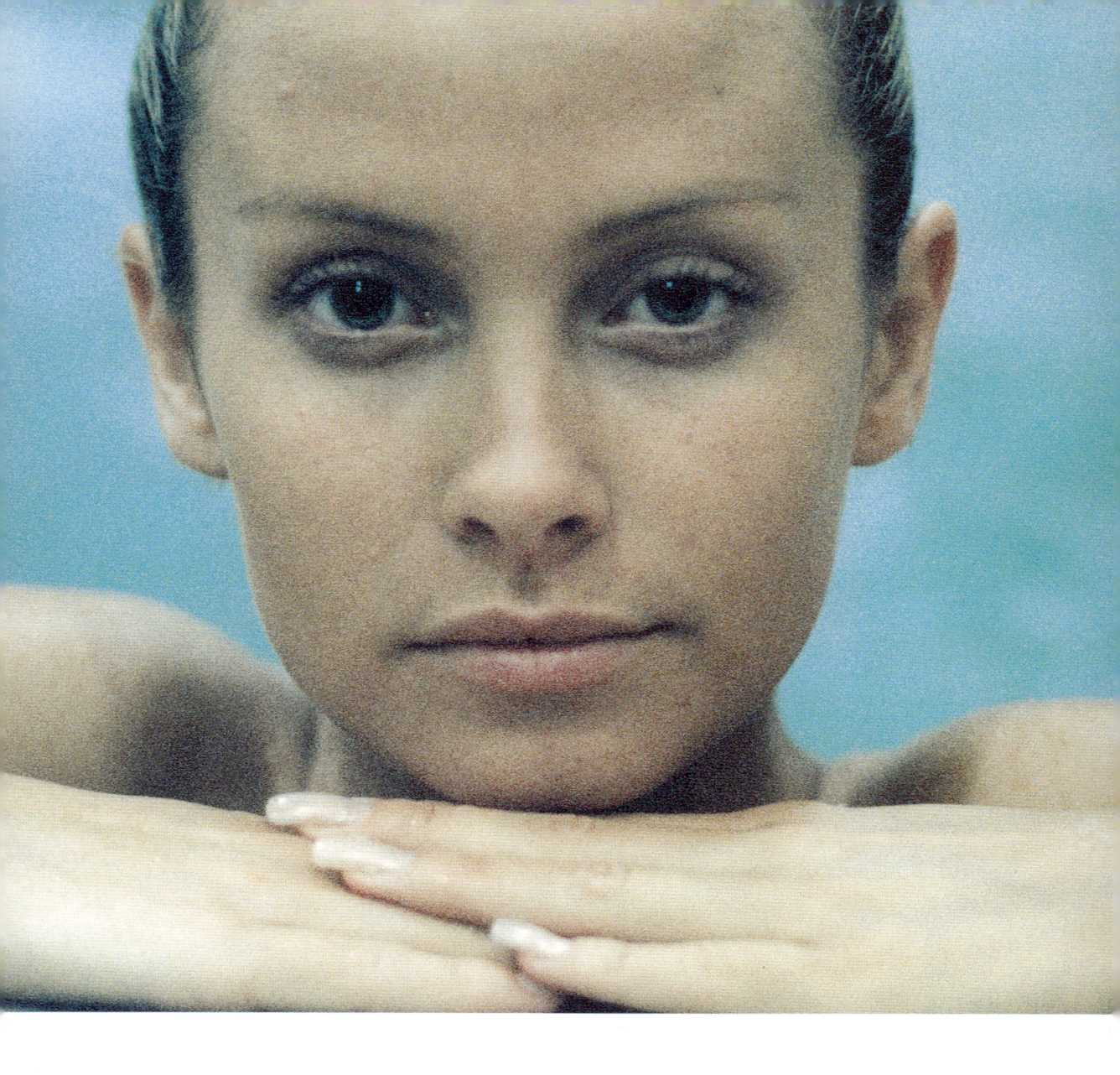

水と美容の関係

水分補給と体内毒性のレベルが一番はっきりと現れるのは肌です。肌は体の中で最大の器官であり、日常生活における健康のバロメーターでもあります。疲労、ストレス、不安などを感じていると、肌の色は青ざめます。貧弱な食生活を送っていたり、ホルモンのバランスが悪いときは、肌に吹き出物が出ます。睡眠不足のときは肌がむくみます。反対に健康なとき、肌は輝くようなピンク色をしているはずです。

健康的で輝くような肌になるために最も必要な要素は「水」です。若い人の肌が美しいのは、そこに8リットルもの水分が蓄えられているからです。その水分のほとんどは、真皮と皮下組織（どちらも表皮の下に隠れている層）に含まれています。一方、表皮（一番上の層）の水分保有率は、肌全体の10％にも満たないのです。とはいうものの、あなたの顔色や肌の健康状態をはっきりと映し出すのは、もちろんこの表皮です。普段あなたが飲んでいるものは、あなたの体そのものに影響を与えるだけでなく、あなたの肌の決め手にもなっているのです！

水分含有

ドライスキンにはしわが寄りやすく、のちにくっきりと残ってしまう傾向があります。しわができるのは表皮ですが、この表皮に水分供給しているのは、その下に隠れている真皮と皮下組織です。このため、下にある2層が水分不足になると、表皮に十分な量の水分を与えられなくなります。それに、体液の循環が不十分だったり緩慢になると、それがすぐ顔色に表れてしまうのです。

すでにおわかりのとおり、体に対して十分な水分補給をしたと言えるのは、1日2リットルの水を飲んだときだけです。この量を飲めば、体は高い水分含有量を保ち、あらゆる器官や体内組織の機能が改善されます。また、運動も体内システム全般を活性化するにはうってつけの手段です。運動は血液だけでなく、リンパ液の循環もよくしてくれるうえ、ご存じのように肌に健康的な輝きを与えてくれます。

水分蒸発

常に水分補給を怠ってはいけない理由のひとつとして、私たちの体が予想以上に大量の水分を失ってしまうことが挙げられます。なぜなら、肌は体内から水分を補うと同時に、その水分を体外へ急激に蒸発させているからです。ほとんどの人が肌のことを「体の外側にある保護層」と考えていますが、実際のところ、肌はざるのように漏れやすい性質をもっています。その証拠に、肌の果たす機能のひとつに「汗を通じて体内毒素を取り除く」というものがあり、この汗には水分の他にも尿酸、尿素、塩分が含まれています。こういった老廃物はいやなにおいの原因となり、特に肌が水分不足の場合はなおさら強烈なにおいを発するのです。また、肌以外の解毒器官——特に肝臓と腎臓——が働きすぎになると、肌も同様に働きすぎになるため、皮膚発疹が出ることがよくあります。なお、汗は「ほてった肌に冷たい液体を放出する」というもうひとつの役目も果たしています。そうやって体温を下げているのです。

言うまでもないことですが、人間は体温が上がりすぎた場合に汗をかきます。もし、太陽にさらされた場所でこういう状態になった場合、私たちは実質的に2つの問題を抱えることになります。まず1つは、ただでさえ水分不足なのに紫外線を浴びたことにより、肌の脱水状態が深刻化してしまうことです。そしてもう1つは、その結果として起こる肌の炎症、早期老化、皮膚ガンです。十分な水分補給をしなければ、当然肌の状態は目に見えて悪くなっていきます。たとえば、シミ・しわが出たり、パサパサに乾いたり……。このように、水分が不足した肌は、大変な危険にさらされているのです。

水に関するミニ知識

私たちの肌は、1日で1リットルの水分を蒸発させています。だからこそ、その補給のために、最低でもそれと同量の水を飲む必要があるのです。

水分不足から肌を守る

体内の水分不足を避けるために、こまめな水分補給が欠かせないことは明らかです。でも、肌そのものの水分蒸発を最小限に抑え、体全体の水分補給レベルを高める方法が他にもあります。

その特別な方法において、最初から有利な条件の人がいます。それはオイリースキンの人です。肌には皮脂と呼ばれる脂が含まれ、水分を保つフィルムのようなはたらきをしています。ドライスキンの人に比べて、オイリースキンの人はこの皮脂が豊富なため、肌を効果的に「密閉」して水分不足を防ぐことができるのです。しかし、歳をとるにつれて、オイリースキンの人でも肌が次第に乾いていきます。年をとった人の肌がカサカサに乾燥し、しわが寄るのはこのせいです。

皮脂を保護する

肌を守るために明らかに必要なのは、もっと油分を与えてあげることです。保湿剤を定期的に使えばこれが可能になります。保湿剤は水とオイルを混ぜ合わせたものであり、一度に使う量は、あなたの肌の乾き具合によって異なってきます。あなたの肌のことを一番よくわかっているのは、きっとあなた自身のはずです。肌のコンディションは、季節やその人の食生活によってずいぶんと違ってくるため、肌に必要なお手入れも状況によって変わってきます。もしほんの一時期だけドライスキンになる人は、その時期に保湿剤を使えばいいでしょう。顔の一部がドライスキンの人は、その部分だけに保湿剤を使えばいいのです。一方、いつでも肌が乾燥している人は、常に保湿剤を使う必要があります。

現在よくある保湿剤は、グリセリンやヒアルロン酸といった湿潤剤の入ったタイプで、大気中から水分を吸収し、それを肌に染み込ませるというものです。また最近では、ハイドロキシ酸（AHA）も保湿剤の成分として一般的になりつつあり、肌の水分保持力を高めると言われています。

しかし、肌の色つやを考えた場合、一番必要なのは日焼け止め効果のある保湿剤です。これは肌の保湿を行うだけでなく、紫外線によるダメージも防いでくれます。健康な肌でいたいなら、1年中日焼け止めを塗り、絶対に日焼けしないよう心がけるべきです。太陽光線は肌の老化を促進するだけでなく、皮膚ガンなどさらに深刻な問題を引き起こす可能性があります。そのうえ、場合によっては、免疫システムの機能まで低下させることもあるのです。日焼けしてしまったら、室温と同じくらいの生ぬるい水をたくさん飲み、特にヒリヒリする箇所には冷たい湿布（詳細はp.72-3を参照）を貼っておきましょう。

皮脂の補給

肌内部の脂質の分泌を高めることで、肌の保水力を改善することもできます。まだ調査の段階ですが、「体内に取り込む必須脂肪酸（EFA）の量を高めれば皮脂の分泌も高まる」という考え方があるのです。ちなみに、EFAとは体にとって必要なのに体内では作れない脂肪酸のことです。EFAのカプセルを買って飲んでもいいし、食生活にEFAを多く含む食べ物を取り入れるのもいいでしょう。脂っぽい魚（いわし、さば、まぐろ）や種、ナッツ類がおすすめです。

水に関するミニ知識

保湿剤をつけるのはシャワーのあとか、おふろあがりの肌が湿っているときにしましょう。こうすると、肌の表面の水分をしっかりと保つことができるのです。

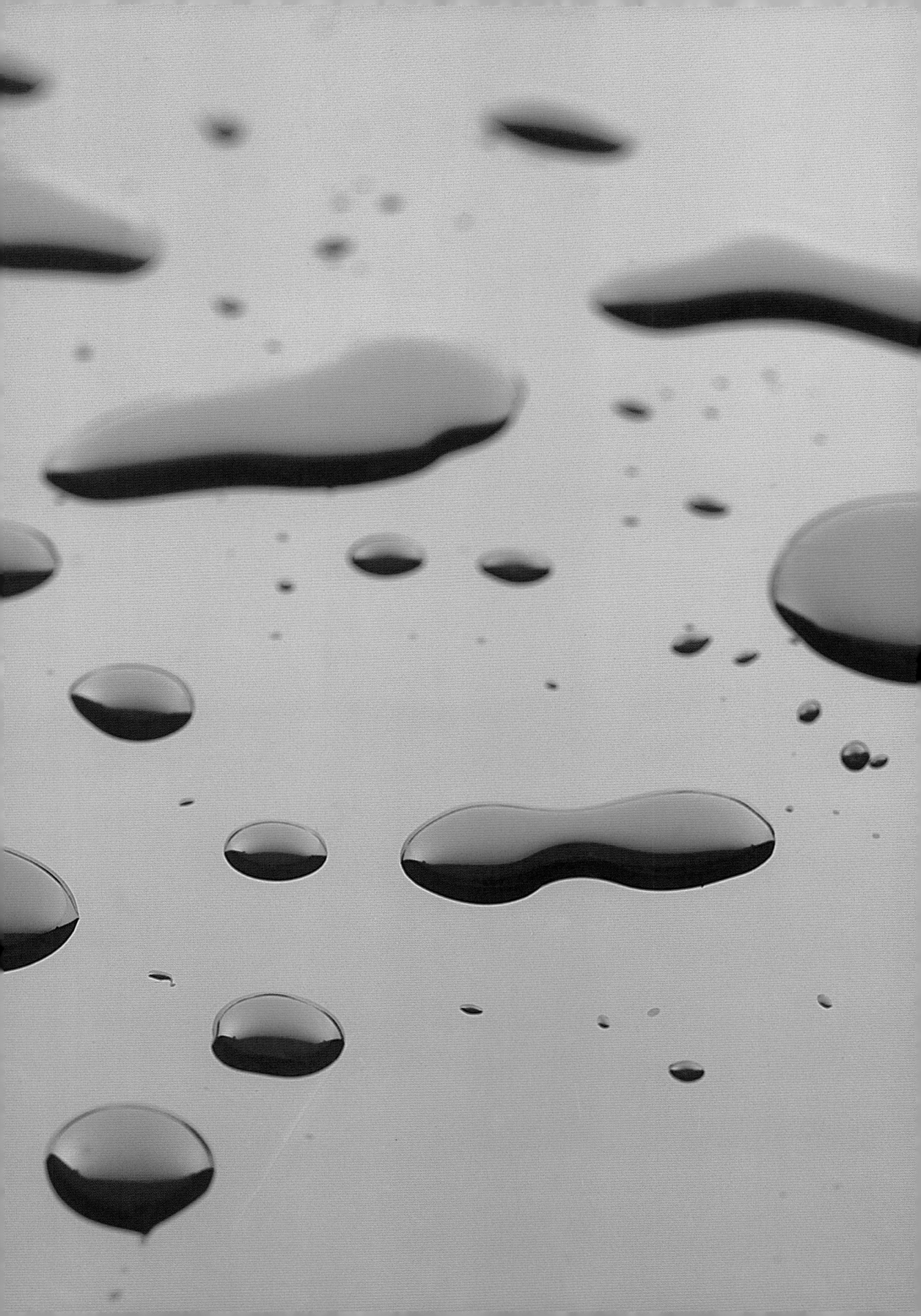

2

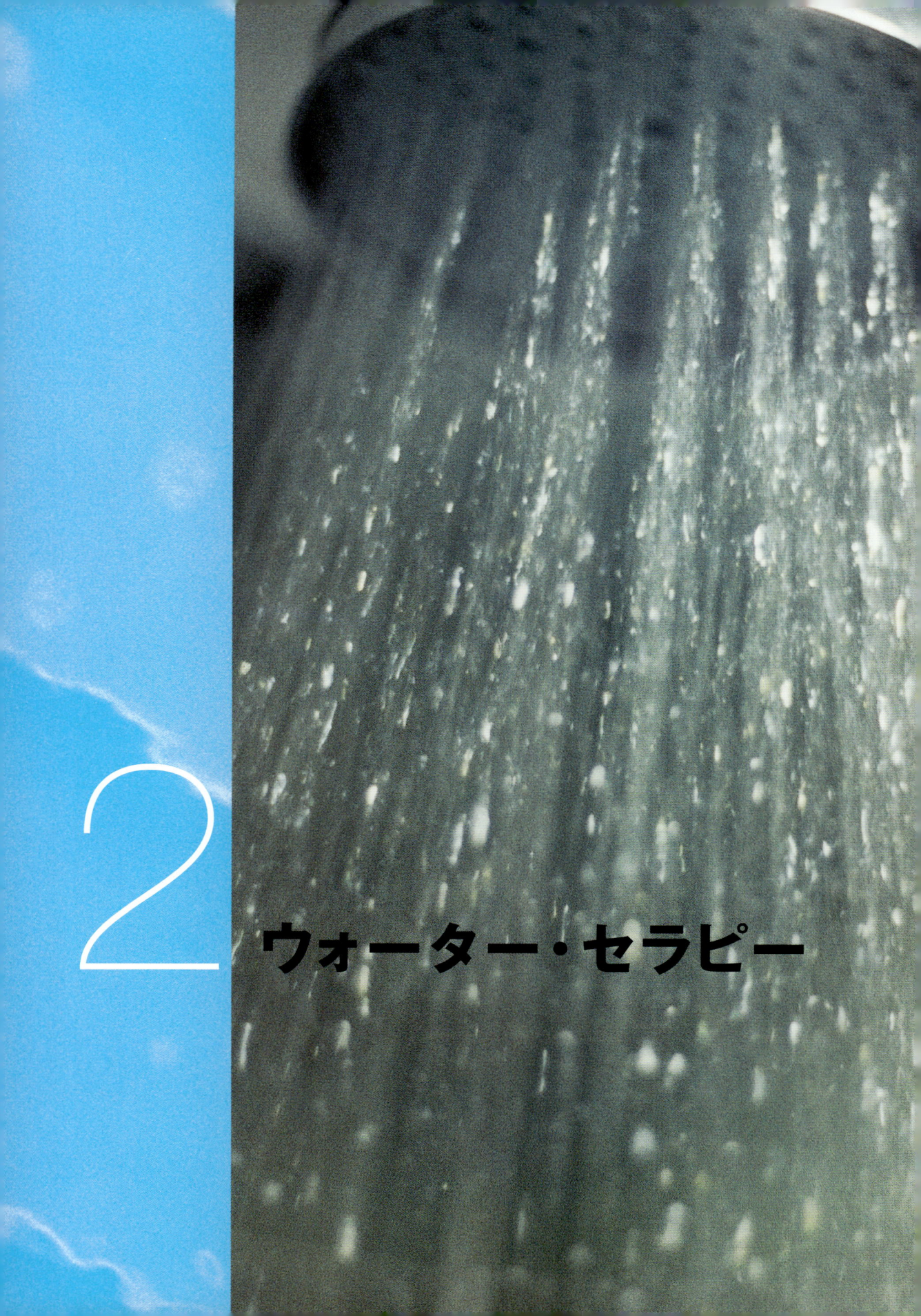

ウォーター・セラピー

第3章　水の楽しみ

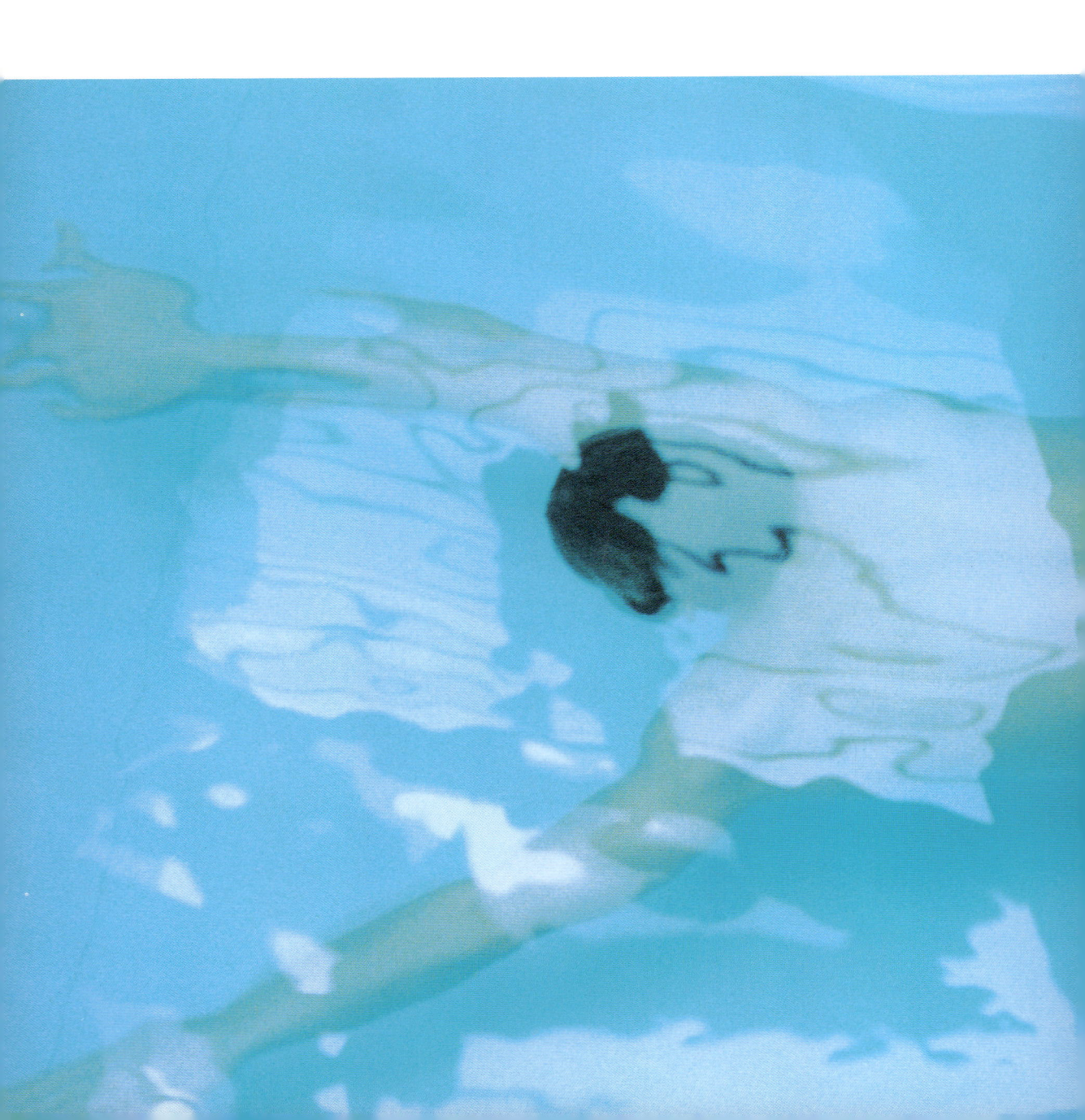

水の楽しみ

　休日というと、すぐに水辺の風景を思い浮かべる人が多いのではないでしょうか。子供の頃、夏休みになると海へ出かけ、一刻も早く飛び込みたくてうずうずしたものです。それからの毎日は、明けても暮れても海ばかりの日々……。不思議なことに、最初の日から最後の日まで、海の魔法は一度も解けることがなかったのです。

　大人になっても、毎年のように海に心ひかれてしまうのは、きっと子供の頃にかけられた、そんな魔法の記憶のせいなのかもしれません。ダイビング、ヨット、水上スキー——少しでも海のそばにいられるように、私たちは考えられる限りの手段を考案してきました。それに、一日中ひたすら泳いだあと、夕方に波打ち際を歩きながら家路をめざすのもお楽しみのひとつです。なお、海の生き物、特にイルカたちと一緒に泳ぐのは、病気で悩んでいる人や情緒不安定な子供にとって、非常によいセラピー効果をもたらすと言われています。

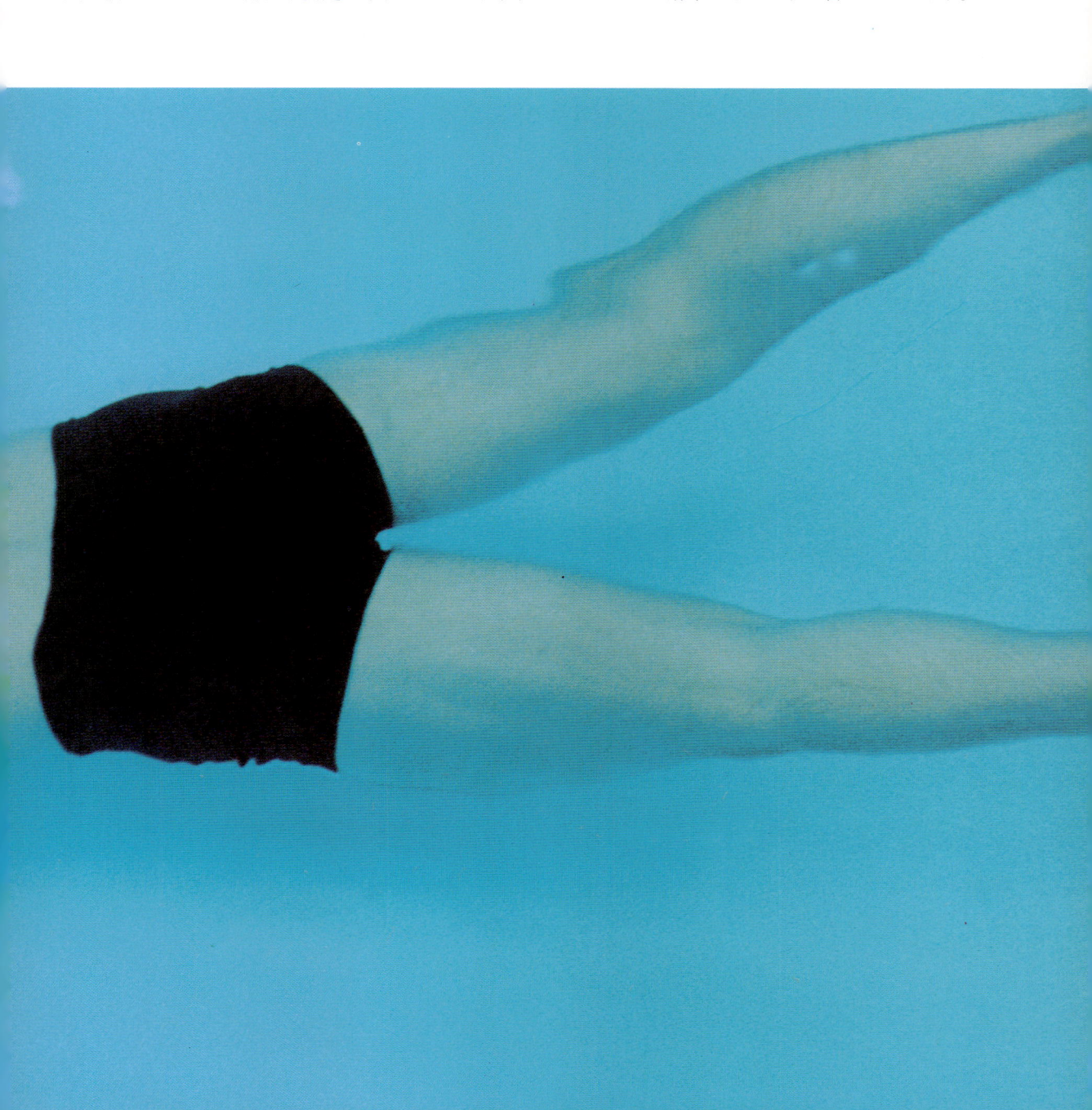

ウォーター・セラピー

全身浴

水に浸かっているだけで、心は不思議と落ち着き、同時に気分が高揚してきます。健康維持の方法として、水泳その他のマリン・スポーツが高い支持を得ているのは、明らかにこのせいです。

水のもつ、もうひとつのすばらしい特徴はその保護力です。水特有の浮力は、運動中のけがから私たちの体を守ってくれます。地上でランニングしたり、激しいエアロビクスのクラスに参加すると、体のさまざまな関節（特にひざ）に一定の負担がかかり、長期的に見るとそれがダメージにつながることが多いのです。ところが、水中だと自分の体重を支える必要がありません。これが、「肥満で悩む人々には水中エクササイズが最適だ」と言われる理由のひとつなのです。

でも、浸かることさえできれば、どんな水でもいいのでしょうか？　中には即効性のある水もあります。たとえば、海水には体によいミネラル分と塩分がいっぱい含まれています。これらの成分を肌に浸透させることで、血流を活性化しようとする療法がタラソテラピー（海洋療法）です。このタラソテラピーについてはあとで詳しくとりあげますが（p.74-5を参照）、ここで注目したいのは、この療法の成功の秘訣が海からの抽出成分（塩・海藻・ミネラル）にあるという点です。タラソテラピーでは、比較的汚染されていない海水からこれらの成分を抽出し、使用前に洗浄するのが一般的です。一方、使用する水の純度に関しては、それぞれのタラソテラピー・センターが厳しい水質評価を行っています。

海水の水質に対する関心は高まる一方ですが、海水浴スポットとして人気の高い地域の海の汚染は深刻化しています。このため、海水浴を楽しむ人々にも健康上の問題が発生しています。代表的なのは、皮膚疾患と消化不良です。海水浴をするときには、その海が安全かどうか前もって調べるよう心がけたいものです。

プールとスパ

しかし、海の近くに住んでいる人の数は限られています。そうでない人々は、休暇以外の日には公営プールか、地元のスポーツクラブのプールで泳ぐしかありません。この種のプールの水質には、塩素処理の度合いによってかなりのばらつきが見られます。塩素を大量に使っているプールで泳ぐと、目がチカチカして充血したり、肌が赤くなって斑点のようなものが出てしまうこともあるのです（敏感肌の人は特にそうです）。最近、この問題に対するスポーツクラブ側の意識も高まっているので、プールで泳ぐときには、ぜひ塩素処理の度合いが低い所を探してみましょう。また、特に海岸近くのスポーツクラブには、海水プールを併設している所があります。海水プールは、普通のプールに比べて浮力も高く、心地よく泳げるはずです。

ハイドロセラピー（水療法）を行うスパでは、通常ミネラルウォーターか温泉水のどちらかを使って水泳やエクササイズを行います。海水と同じく、これらの水に含まれるミネラル分も血流にしっかりと浸透し、さまざまな面で健康によいとされているのです。一般的にハイドロセラピー・スパの特徴は、そこで提供される治療によって決まります。ほとんどのスパでは、水で治療が可能な特殊な症状（たとえば、関節炎、リウマチ、皮膚病、循環器系の病気、肥満）を集中的に取り扱っています。

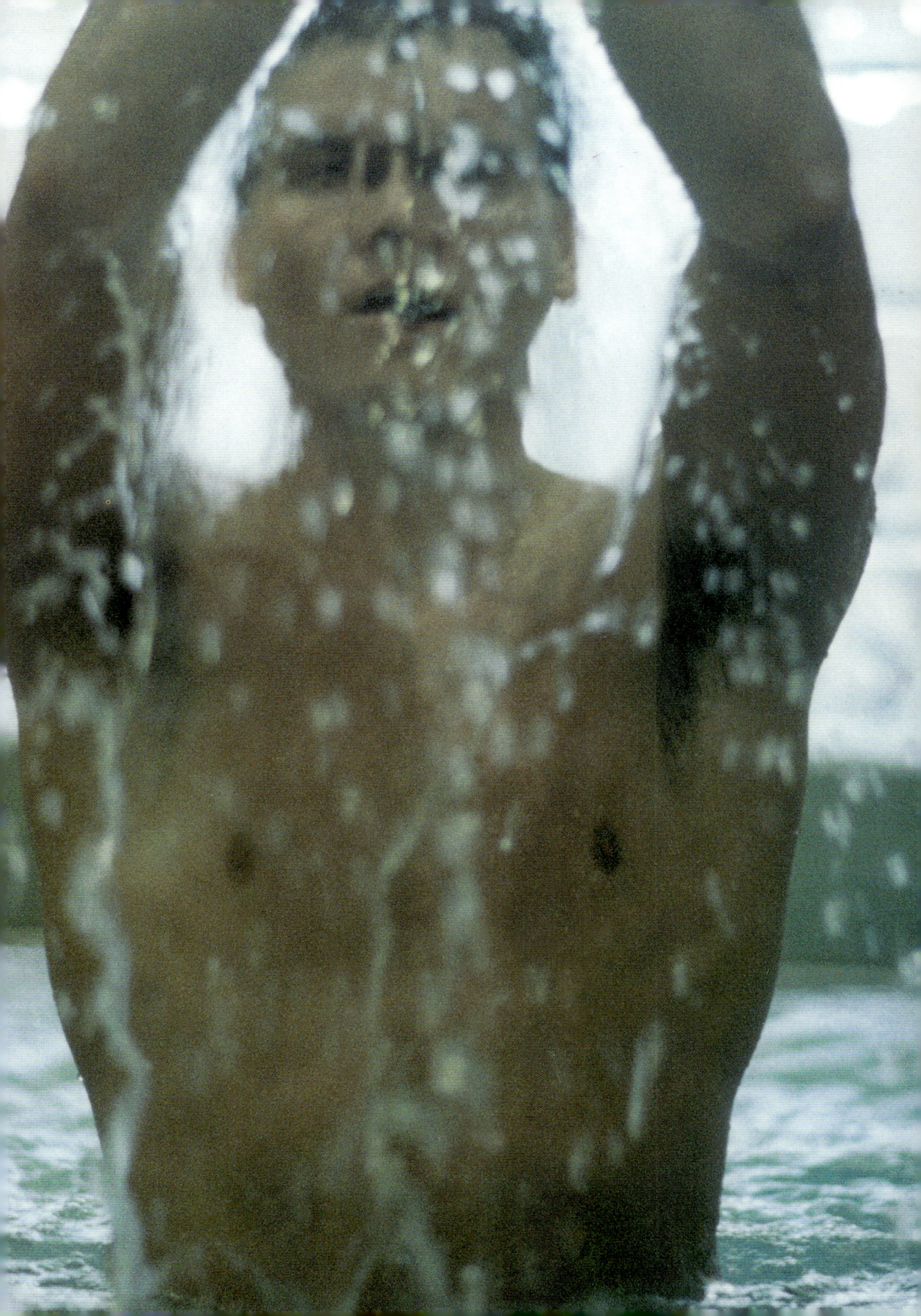

水泳の効用

　水泳は、有酸素運動の中でも最も効果が高く、最も安全なエクササイズです。ランニングのように体に大きな負担がかかることがないため、体の痛み（特に関節の痛み）を抱えている人でも、安心して泳ぐことができます。

　関節のこわばりで悩んでいる人には、水泳が特におすすめです。こわばりの原因が一般的な運動不足であっても、関節炎のような特殊な事情であっても、等しい効果を得ることができます。なぜなら、水泳はぎくしゃくした動き（そのせいで、痛みがさらにひどくなる可能性がある動き）をすることなく、痛みを感じる部分の筋肉を和らげてくれるからです。このことから、水泳は高齢者（特に関節の問題を抱えている人）にとって最適のエクササイズと言えます。

　泳ぎの激しさによって、水の自然抵抗が増えていくため、水泳は筋肉の引き締めにはもってこいのスポーツです。体の中で特に引き締めたい部分がある人は、水泳とアクアビクス（p.61を参照）を組み合わせてみてください。また、肩が水に浸かるくらいのプールをウォーキングで何往復かするだけでも効果的です。もし体力的に余裕があるようなら、アクアビクスもおすすめです。

　エクササイズの前後には水をたっぷり飲んでください。ただ水中にいるだけでも、腎臓機能が700％もアップするのです。プールからあがると途端にトイレに行きたくなるのは、まさしくこのせいなのです！

マタニティー・スイミング

　妊娠中の女性にとっても、水泳は非常に体にいい運動です。妊娠期全般を通じて効果がありますが、特に妊娠後期には心理的にも癒されます。自分の体がまるで浜に乗り上げたクジラ（！）のように思えて落ち込んでも、水に浸かればそのゆううつな気持ちから解放されるのです。スイミング・セッション終了後は、しばらくただ流れに身をまかせてリラックスするといいでしょう。リラックスすることも、出産に向けての大切な準備の一環です。「妊娠中の水泳は胎児のためにもいいことだ」という考え方もあります。また、ほとんどのマタニティー・クラスでは、自分でできる気持ちのいい腹部マッサージを教えてくれます。なお、水泳は産後のエクササイズとしてもおすすめです。妊娠初期には、レラキシンというホルモンが

泳ぎ方による効果

泳ぎ方	目的
平泳ぎ	足の内側と上腕の筋肉の引き締めに効果的。ただし、首、腰、背中に問題を抱える人や妊娠中の女性には向かない泳ぎ方です。
クロール	実に効果的な有酸素運動。腕の筋肉を引き締め、肩こりを解消できる泳ぎ方です。
背泳	最も体にやさしい泳法。肩こりが解消されるため、特に高齢者におすすめです。また、妊娠中の女性には最適の泳ぎ方です。
バタフライ	脂肪燃焼とスタミナ増強には最も効果的な泳ぎ方。ただし、体が十分健康な人だけにしかおすすめできません。

分泌され、このホルモンの影響で母親の靭帯が弛緩し、胎児のための場所が確保されるのです。このレラキシンは最長で産後5カ月ほど体内に残留します。この間は関節と靭帯がもろくなっており、激しいエクササイズは避けなければいけません。でも、水泳なら問題ありません。体型をもとに戻すために非常に有効な手段と言えるでしょう。

肥満解消のためのスイミング

水泳は、肥満の人が始めるのに最もふさわしく、しかも実に効果的な減量ができるエクササイズです。肥満の人にとって、地上で行うエクササイズはどれも特別な危険が伴います。というのも、そういったエクササイズは両足で体重を支えないとできないものが多いため、余分な体重がかかると、関節や筋肉、靭帯に負担がかかり、けがを招きがちだからです。ところが、水泳はそういったリスクを劇的に回避してくれます。

もちろん、肥満の人が運動する場合には、心臓によけいな負担がかかるため、十分に注意しなくてはいけません。特に、長い休憩をとったあとにエクササイズを始めるときは要注意です。最初はゆっくりとしたペースではじめ、徐々にペースアップするようにしましょう。深刻な肥満の人は、エクササイズ前にメディカル・チェックを受けましょう。

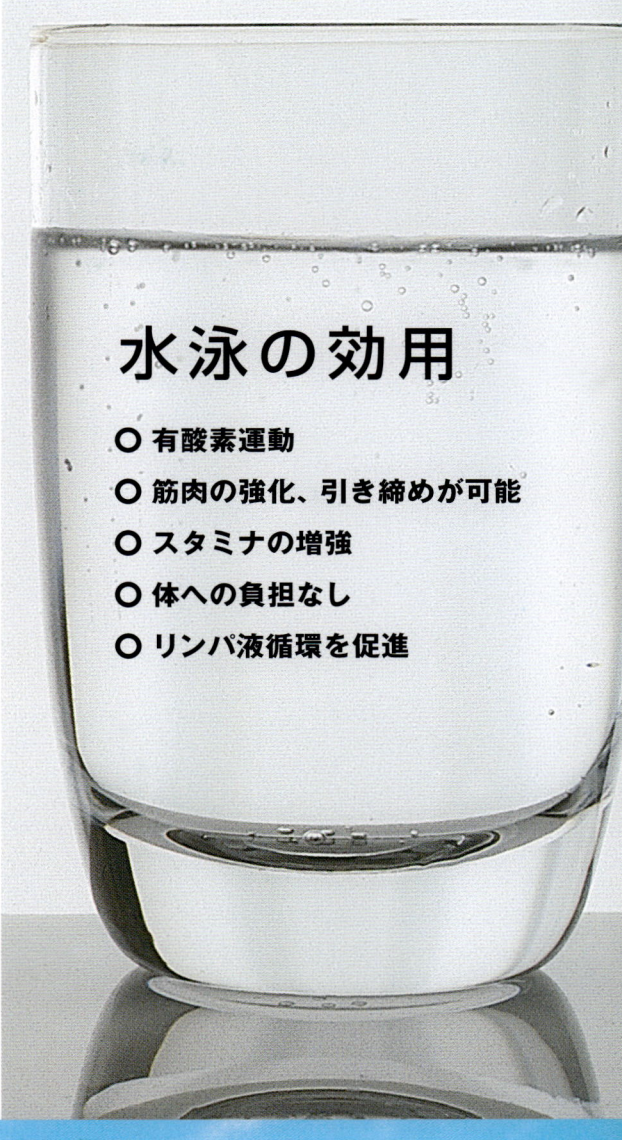

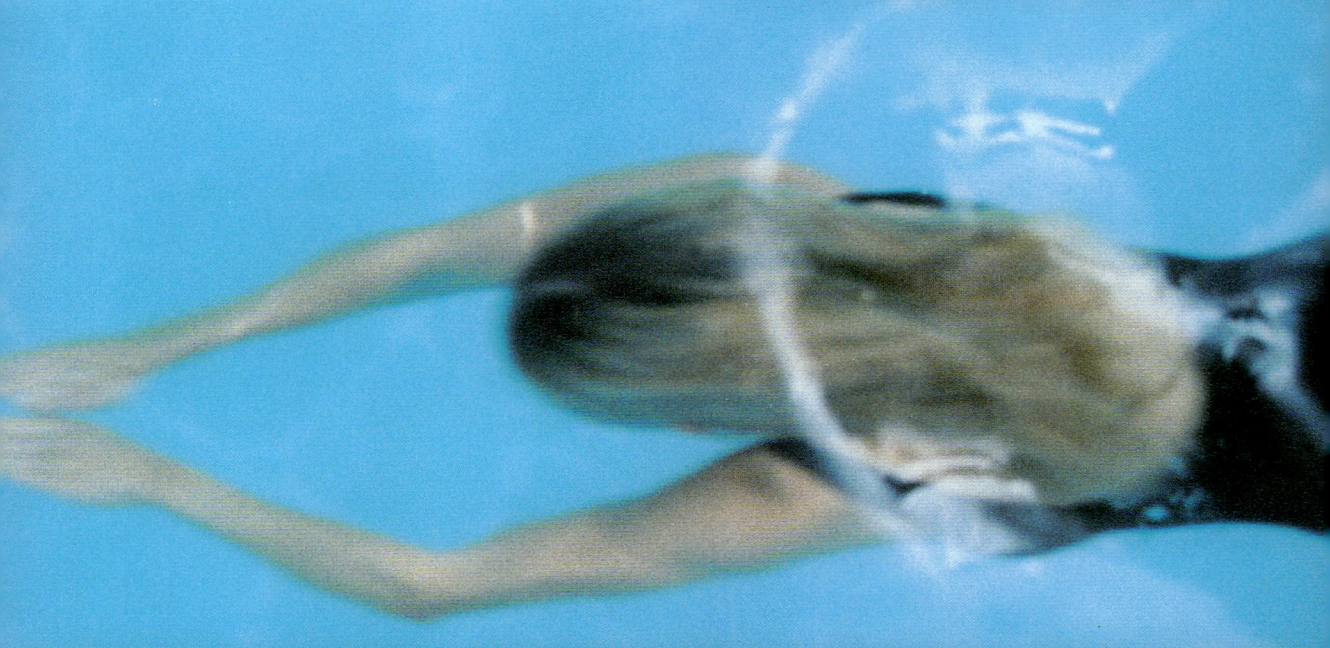

水泳の効用

○ 有酸素運動
○ 筋肉の強化、引き締めが可能
○ スタミナの増強
○ 体への負担なし
○ リンパ液循環を促進

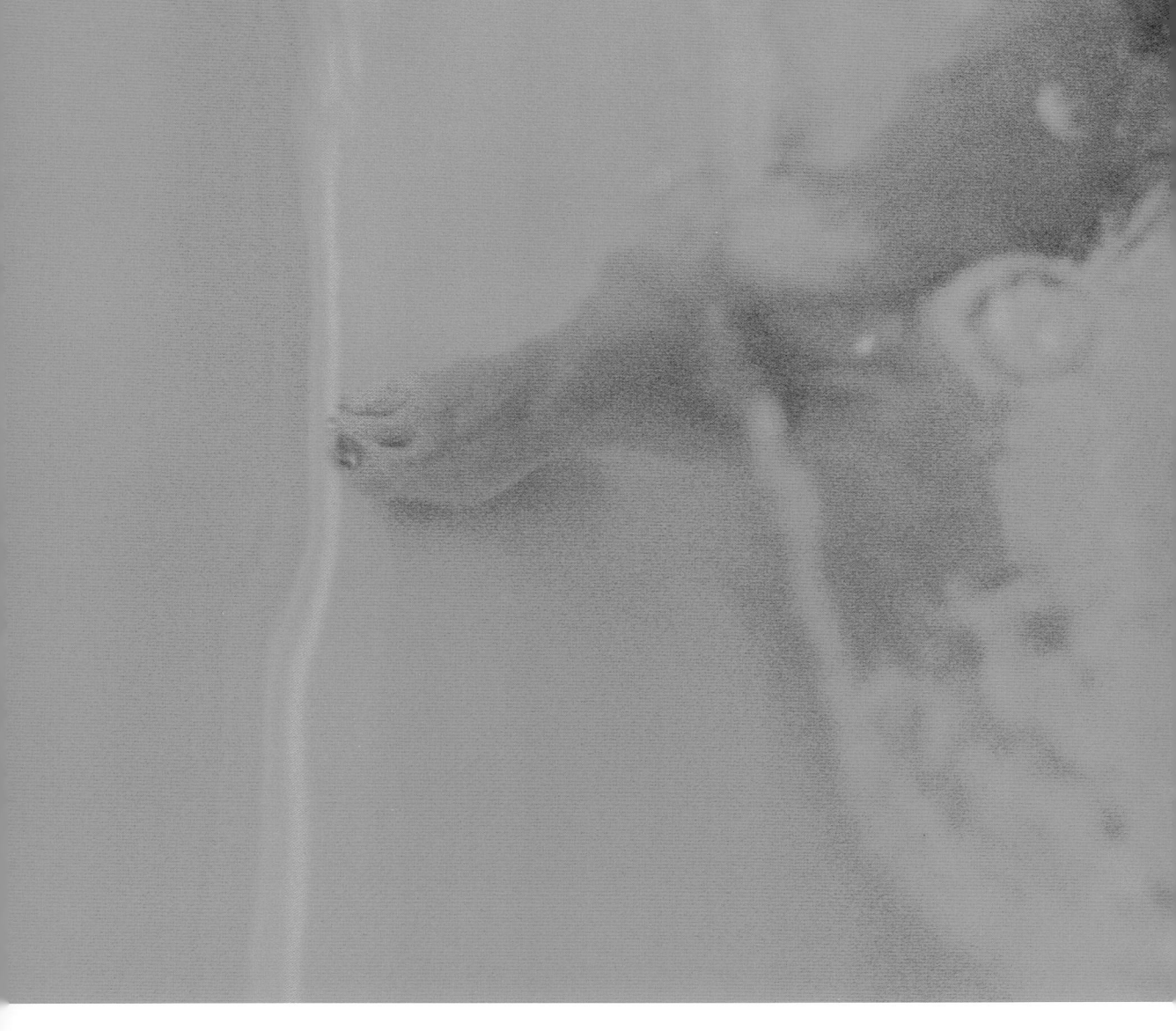

アクアビクス

　アクアビクスとは、水中で行うエアロビクスのことです。この運動はハイドロセラピーのリハビリ技術と、一般的なエアロビクスの効果を兼ね備えています。水泳と同じく、アクアビクスもけがの心配をせずに体を鍛えられる、理想的な方法です。そのうえ、ジムでダンベルやマシーンを使うのと同じように水の抵抗を利用できるため、引き締めたいと思う体の部分を集中的に鍛えることもできます。

　大半のプールやスポーツクラブには、アクアビクスのクラスがあります。しかも、一般的なフィットネス、筋肉の引き締め、柔軟性をやしなう、マタニティ、50歳以上など、目的によってさまざまにクラス分けされていることがほとんどです。どのクラスに参加するにせよ、少なくとも最初のうちは、常にコーチの指導を受けるのが一番です。このセクションでは、アクアビクスの簡単な動きのいくつかをご紹介したいと思います。どれも体の特殊な問題を解決したり、特別な効果が期待できるエクササイズです。

アクアビクスのメニュー一覧

エクササイズ名	目的	やり方
腕の突き出し	首、肩、腰の動きをスムースにします。腕の引き締め。	肩まで水に浸かるプールに立ち、足を肩幅程度に広げ、腰に手をあてます。次に、右腕を前方に肩の高さまで上げてまっすぐ伸ばし、左足を大きく踏み出します。左右交互に、この動きを10回繰り返します。
スクワット	足とお尻の筋肉の引き締め。背骨の強化。妊娠した女性に効果のあるエクササイズです。	水が胸の高さまであるプールに立ち、プールのふちをしっかりとつかみ、足を肩幅程度に広げます。ひざを外へ向け、背筋をまっすぐ伸ばしたまま深くしゃがみます。そのままの姿勢を保ったまま10を数え、元の姿勢に戻します。これを合計10回繰り返します。
はさみ	おなかとお尻の引き締め。	うつむけの姿勢でプールのふちをしっかりとつかみ、体を浮かせます。上体は水に浮かしたまま、両足を水中にもぐらせ、はさみのように上下方向に動かします。大股でまっすぐ歩いているようなイメージで、足を開閉するたびに深く息を吸ってください。これを合計10回繰り返します。
肩回し	首と肩の動きをスムースにします。	首まで水に浸かるくらいのプールに足を少し広げて立ち、両肩を10回ぐるぐると回します。その後反対方向に、もう10回両肩を回します。
腕立て伏せ	上腕三頭筋および二頭筋の強化。	水が首まで浸かるプールで、両腕をぴんとのばしながら、プールのふちをしっかりとつかみ、両足を揃えて立ちます。その姿勢のまま、腕立て伏せの動きを10回繰り返します。
足のスイング	お尻と腰の動きをスムースにします。両足の引き締め。	プールの端に立ち、片手をふちにかけます。片足を大きく前後に10回スイングします。反対の足も同じように10回スイングします。
後ろ足のスイング	お尻の引き締め。	水が胸の高さまであるプールに立ち、片足を前、横、うしろの順にスイングさせます。これを片足ずつ10回繰り返します。

第4章　ハイドロセラピー
トリートメント

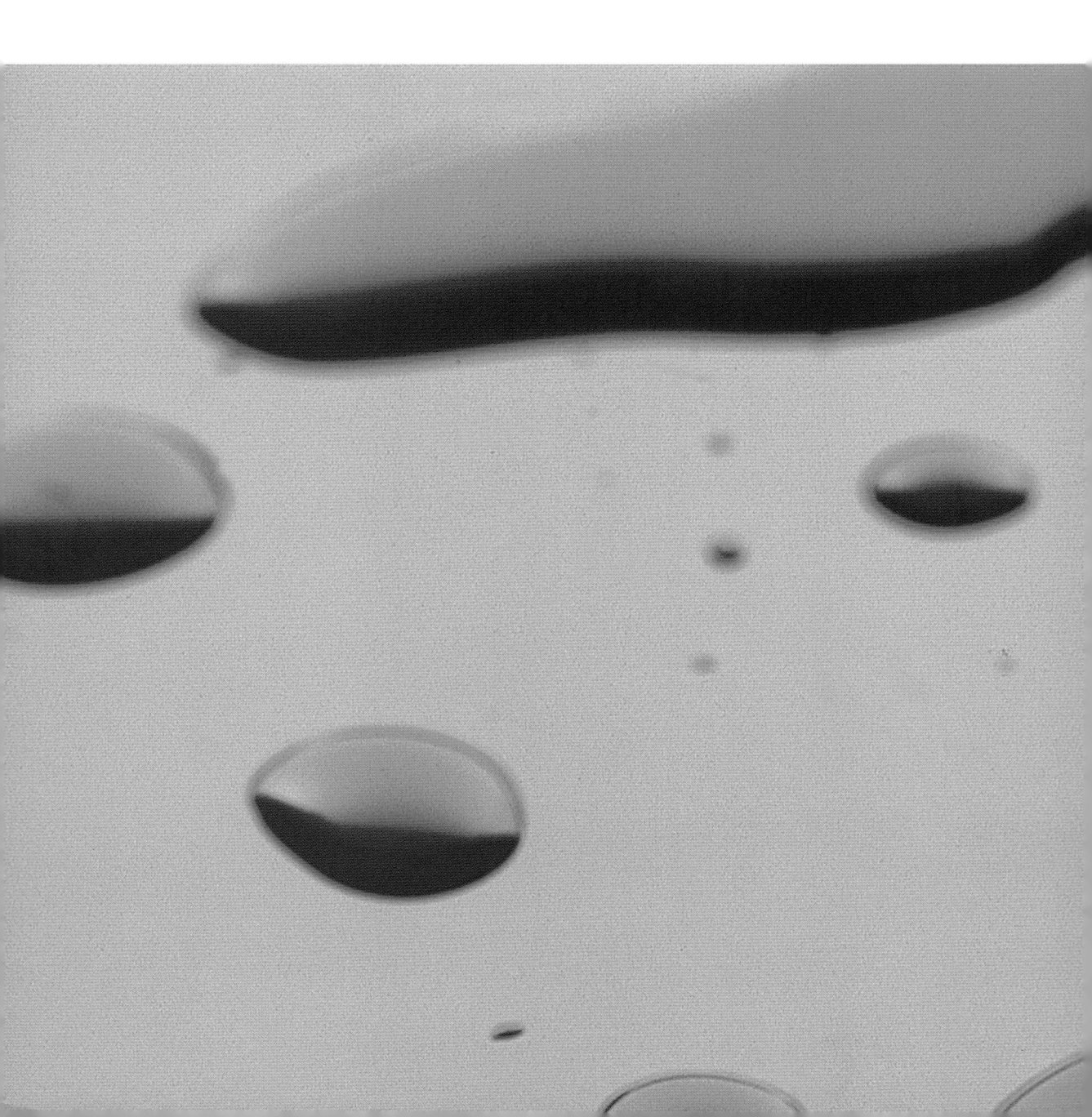

つい最近まで、イギリス、アメリカ両国において、ハイドロセラピーはすっかり忘れ去られてしまったかのようでした。しかし、ヨーロッパ諸国は、ハイドロセラピーを主要な健康管理法のひとつとして扱い続けてきました。実際、ドイツ、フランス、スイス、オーストリア、トルコ、ロシア、その他東欧諸国には、ハイドロセラピー部門が併設された病院やスパが数えきれないほどあります。しかも、それらは国民医療サービスの要（かなめ）と考えられているのです。特殊で深刻な症状に効く治療型トリートメントもありますが、多くの場合、その中心となるのはさまざまな予防型トリートメントです。

心身を癒し、刺激し、落ち着かせてくれる水の力──多くの人々が水のもつすばらしい性質に驚異を感じています。でも、おそらく最も驚くべきは、あらゆる水療法に共通する治癒力、洗浄力、強化力でしょう。つまり、水療法には有害な副作用が一切ないのです。

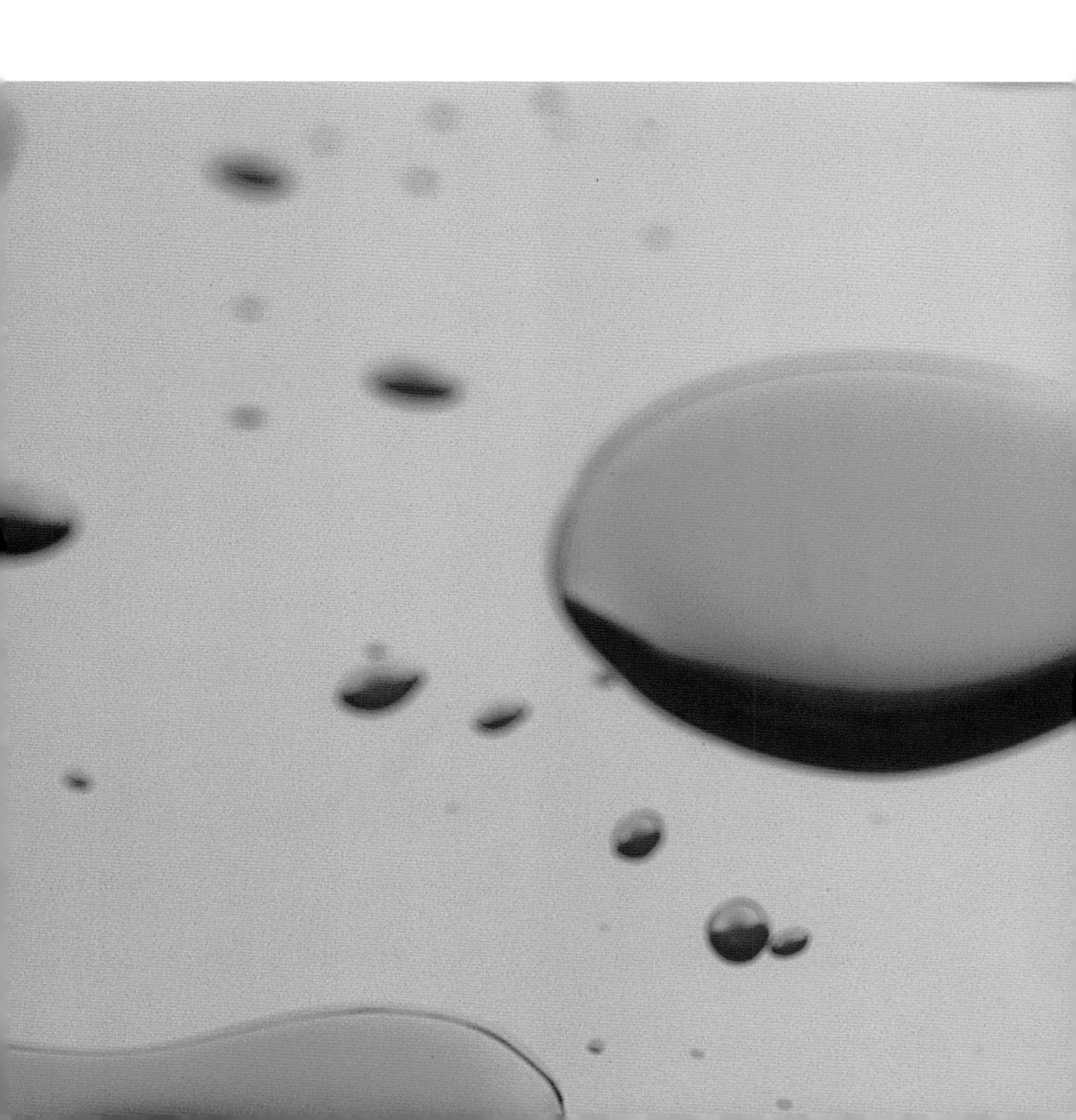

ウォーター・セラピー

ハイドロセラピーのしくみ

ハイドロセラピーとは、基本的に体のはたらきそのものを刺激することで効果を出そうとする治療法です。昔からこの基本理念は変わっていないのですが、ここ最近、ようやく科学的にもその効果が証明されつつあります。さらに、ハイドロセラピーが人間心理にもよい影響を与えることが明らかになってきました。

ハイドロセラピーは心理面にも大きな影響を与える療法です。もうご存じのとおり、水に浸かると私たちの幸福感は高まり、ストレスは消えていくのです。ハイドロセラピーでは基本的に温かいお湯と冷たい水を使い、体に刺激を与えて治療を行います。その中にはさまざまな入浴法や、患部に直接当てる湿布やボディーラップ、ウォーター・マッサージ、蒸気吸入、水中での簡単な動きやエクササイズなどが含まれます。こんなに簡単な治療で体にすばらしい効果が現れるとは、にわかに信じがたいことかもしれません。でもハイドロセラピーの効能は、今では医学的にも証明されているのです。

体温を上げる

温水療法のトリートメントには、サウナ、スチームバス、温浴や熱いシャワー、それに温湿布や温ラップが含まれています。すべて体温を上げる効果のあるものばかりです。今から約2500年前、ギリシャの医師ヒポクラテスはマラリア熱にとりつかれた患者の治療に当たりました。そのとき彼は、熱そのものに余病を抑える力があることに気づいたのです。自然療法のひとつとして知られるこの「発熱療法」は、実際に非常によく効いたため、初期の総合治療の要となりました。発熱を抑えるのが当たり前の今の時代から見れば、これはかなり変わった考え方に思えるかもしれません。

誰にとっても発熱は不快で苦しい体験のはずです。しかし、体が熱を発するのは、ウィルスと戦うための防御を固めようとしているからなのです。体温が上がると、体はいろいろな方法を使って免疫システムを強化することができます。まず1つめの方法として、熱は血液中の白血球と抗体の数を増大させ、その動きを活発化することによって、不快な侵入者であるウィルスを破壊します。次に2つめの方法として、熱は体温を上昇させることにより、侵入したウィルスを殺菌します。さらに3つめの方法として、熱はさまざまな器官や免疫システムを刺激することによって、抗ウィルス作用のあるインターフェロンという物質を体内で自然発生させます。こうして体内にしのびこんだウィルスは、最後に汗と共に排出されるのです。

免疫力を高める

自然療法では「発熱の恩恵を受けるためにわざわざ病気になる必要はない」と考えます。このため、自然療法医たちは発熱効果を真似した「温熱療法」を行い、脳、神経システム、リンパ液と血液の循環を刺激することで、発熱時とまったく同じように、免疫システムを保護する白血球の数を増大させるのです。その結果、毒素は汗や熱を通じて体外へ排出されるうえ、熱のおかげで筋肉はリラックスし、関節も緩みます。一般的に温熱療法は心理面にも高いリラックス効果をもたらすのです。

ところが、温熱療法は一概に体にいいとは言えません。非常にすばらしい効果が期待できる一方で、その治療が長びくと、患者は気力をなくしたり、ひどいときには体力を消耗したりもします。このため、温熱療法は小さすぎる子供や高齢者にはおすすめできません。場合によっては、妊娠した女性も控えた方がいいでしょう。

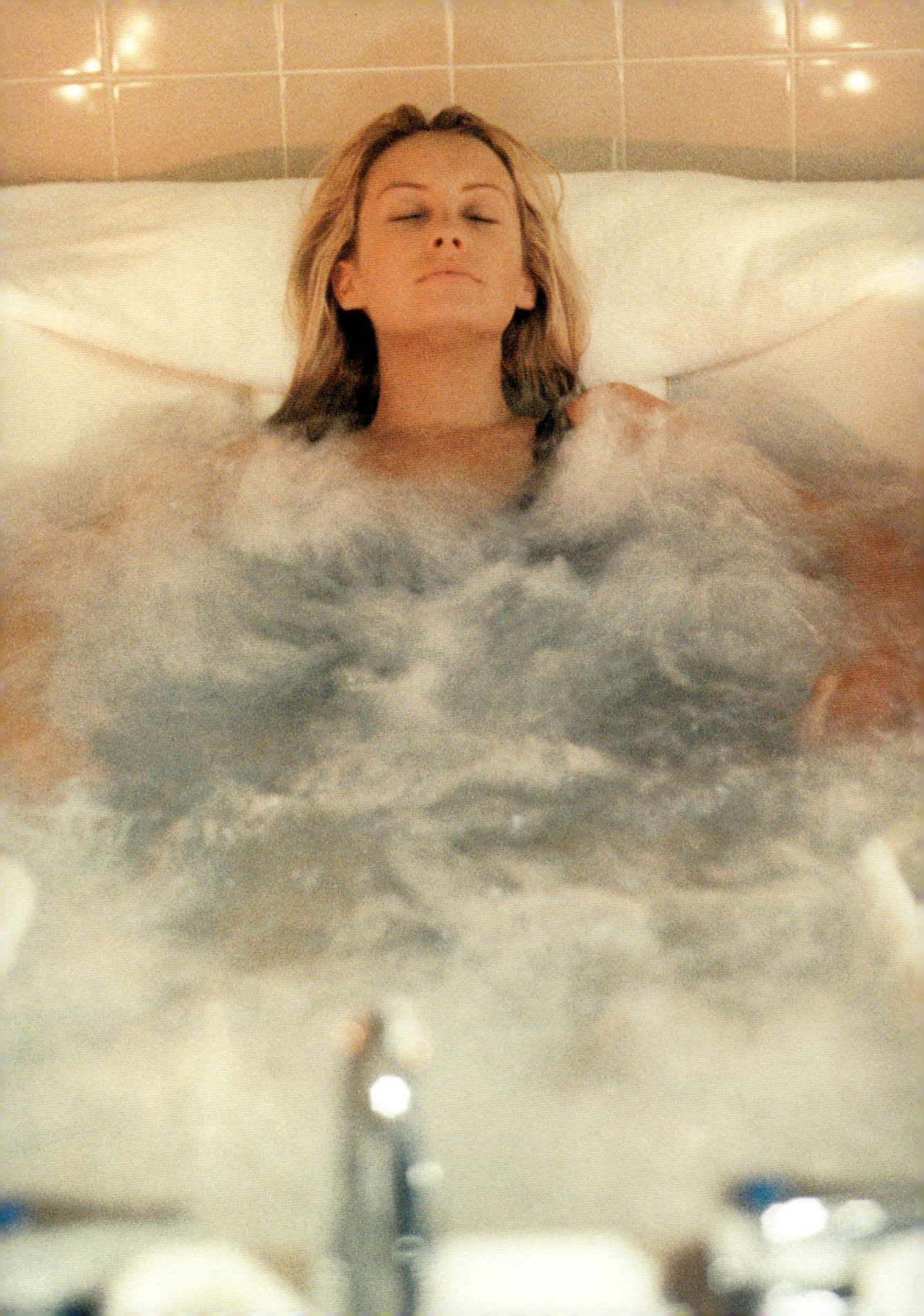

熱を取り込む

ハイドロセラピーには非常に魅力的な特徴がいくつもあります。まず、この治療は根本的に「治癒」と「洗浄」のために体を刺激するだけなので、副作用がまったくありません。さらに、最も一般的なハイドロセラピーの療法はちっとも「治療」らしくありません。どちらかというと、私たちはそれを気ままに楽しめる娯楽のように考えています。とりわけ温熱療法は、楽しみながらすばらしいリラックス感が味わえるのです。

スチームバス

スチームバスは、温熱療法の中でも非常に人気のある治療法で、そのスタイルもさまざまです。他の人と共同で使用するスチームルームの人気は高く、ほとんどのスポーツクラブやスパに併設されています。また、大半の水療法施設には、個室のスチームバスやスチームキャビネットがあります。スチームキャビネットとは、頭だけ出して体はすっぽりと覆われるタイプの箱形スチームバスです。頭が熱くならない分、スチームルームに入るよりも快適だという人もいます。またアーユルヴェーダでも、体内の毒素を取り除き、免疫システムを高めるものとして蒸気が使われています。一般的なのは、体にドーム型カバーをかぶせる1人用サウナです。これも頭を出すタイプのもので、冷やした布、あるいは水とココナッツ・ミルクでできた氷を使い、頭部を常に冷えた状態に保つことができます。また、体にかけたカバーは蒸気の流れによって膨らみます。

これまで説明したとおり、蒸気は肌に大変よい影響を与えます。蒸気で湿り気を帯びることによって、毛穴から毒素および表皮の汚れ、皮脂が排出されるからです。吹き出物やニキビに悩んでいる人にとって、きっとこれほど嬉しいことはないでしょう。ほとんどのスパやスポーツクラブでは、特別なフェイシャル・スチーマーを用意しています。これをエッセンシャル・オイルと共に利用すれば、肌のディープ・クレンジングができます。クレンジングのあとは冷たい水で洗顔し、毛穴を引き締めるようにしましょう。また、長期的に見ると、蒸気にはセルライトの蓄積を分散させる効果もあります。ただし、その効果を得るためには食生活を改善し、飲み水の量も増やさなければいけません。

サウナ

サウナもまた人気の高い温熱療法のひとつです。サウナの熱は体を乾燥させるため、サウナと冷たいシャワー(または滝つぼのプール)に交互に入るのが一般的です。スチームバスと同じく、サウナも体をリラックスさせ、汗を通じて老廃物を取り除く効果があります。風邪をひいている場合は、オイルやユーカリなどの乾燥ハーブを一緒に使用すると、鼻やのどのつまりがすばやく解消されて非常に効果的です。

ジャグジーやホットタブもリラックス効果は抜群です。サウナやスチームバスほどの効果はありませんが、これらもまた老廃物の除去を促進してくれます。

水に関するミニ知識

長いこと低迷していたアメリカのフットボール・チーム、フィラデルフィア・イーグルスはフローテーション・タンク購入をきっかけに、全米プロフットボール王座決定戦優勝にまで漕ぎつけました。さらに同郷の野球チーム、フィリーズがこのフローテーション・タンクを試したところ、長いこと達成できなかったワールドシリーズ初優勝を果たしたのです。

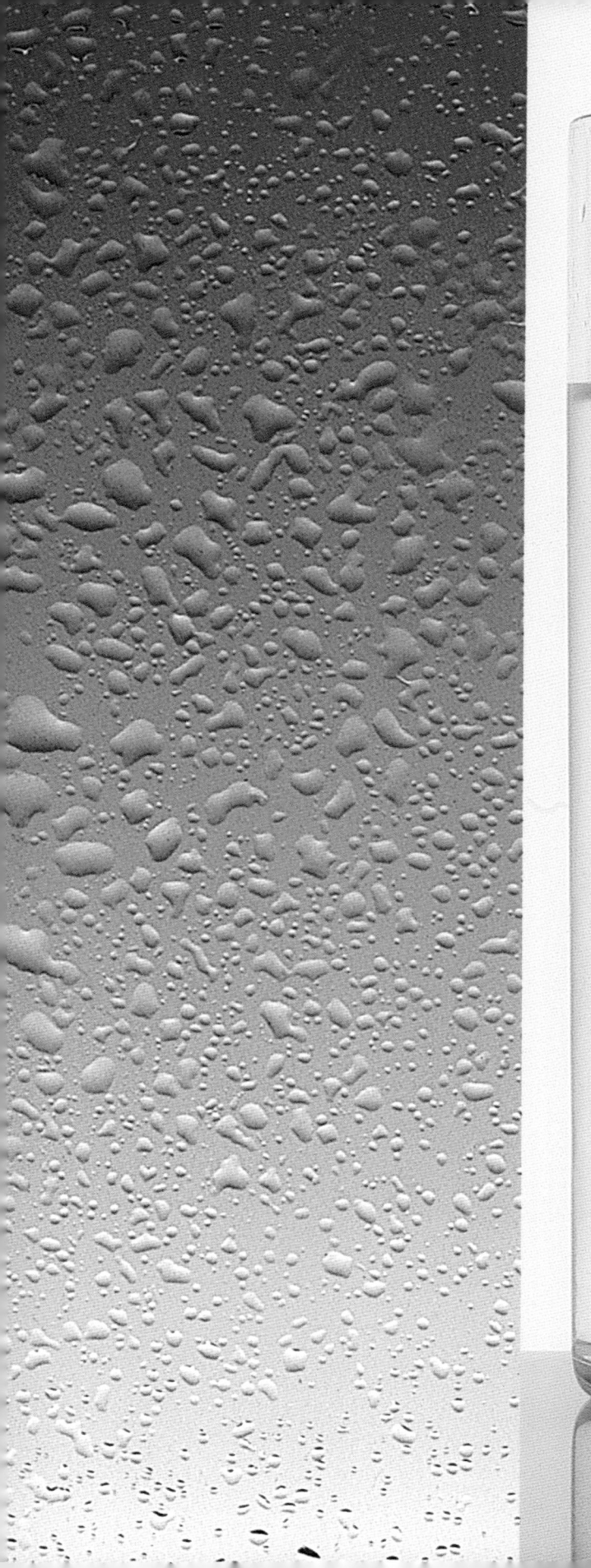

注意事項

スチームバスもサウナも、利用する前に注意しておきたいことがいくつかあります。

○ 一番大切なのは、あまり長時間入ってはいけないということ。せいぜい20分が限度です。慣れていない人は、これよりもさらに短い時間で切り上げましょう。また、めまいを感じたり、気分が悪くなったらすぐに出ましょう。

○ スチームバスやサウナではごろっと横になり、できるだけリラックスし、出たあとには必ず体を休めるようにしましょう。体温や体内機能がもとのペースに戻るまで、たっぷりと時間をかけてあげるのです。

○ スチームバスやサウナに入る前後1時間は食事を控えましょう。ただし、水はたくさん飲みましょう。

○ できるだけ裸に近い格好になりましょう。貴金属類は絶対にはずすよう心がけてください。金属は急激に熱くなるので、やけどする恐れがあります。

ウォーター・セラピー

寒冷療法

温熱療法の多くが「楽しくて気持ちのよいもの」と思われています。でも、寒冷療法についても同じことが言えるのではないでしょうか？　実際、ハイドロセラピーでは、温熱療法と寒冷療法を交互に用いるトリートメントが数多く行われています。そのことからもわかるように、寒冷療法は名前から連想するイメージとはちがい、全然恐ろしいものではありません。ぶるっと身震いする前に、その効用を詳しく見ていきましょう。

　冷たい水を体に浴びると、てきめんに体内システムは鎮静化され、血管が収縮します。そしてそのあとすぐに、体内には酸素たっぷりの新鮮な血液が大量にかけめぐります。それは全身の血のめぐりがよくなり、毒素が急激に排除されるからなのです。寒冷療法で最も有名なのは、打ち身や炎症の腫れ、痛みを和らげるために、患部に冷たい湿布を当てる治療法です。

　寒冷療法には、入浴、シャワー、シッツバス（腰湯）、フットバス、局部的に冷やす治療などが含まれます。一般的にその所要時間は短く、温熱療法と交互に施される場合がほとんどです。具体的な治療法については、このあともう少し詳しく見ていきたいと思います。

　でもその前に、ひとついいことをお伝えしておきましょう。短時間の寒冷療法を定期的に続ければ、あなたは体力と免疫力を手に入れることができます。毎日冷たいシャワーを短時間浴びる人は、そうでない人に比べて風邪に対する免疫力が2倍も高いのです。

温冷療法

　ハイドロセラピーでは、温冷療法（温水療法と寒冷療法を交互に行うやり方）がかなり一般的であり、長い間これを繰り返すことによって免疫レベルが上がると信じられています。この温冷療法はいろいろな形で実践することができます。たとえば自宅では、温かいシャワーと冷たいシャワーを交互に浴びるといいでしょう（p.86を参照）。ハイドロセラピー・スパに行けば、もっとたくさんの治療メニューを体験できます。特別な症状に悩んでいる場合でも、免疫システムを高めて健康になりたい場合でも、その目的に応じたメニューを選ぶことができるのです。

シッツバス（腰湯）

　温冷入浴はシッツバスで行われることがほとんどです。ただし、特殊な病気治療を行うハイドロセラピー・クリニックなどでは、たまに全身浴をすすめられることもあります。シッツバスとは腰まで浸かる入浴法のことです（多くの場合、お湯と水を張った2つのバスタブに交互に浸かります）。ほとんどのスパでは、婦人科系や膀胱関係の諸症状や、便秘、痔などの治療に、シッツバスの温冷入浴を実施しています。

　シッツバスに使うバスタブは浅く、2つの部分に分かれています。一方には冷水、もう一方には温水を入れるためです。最初に温水に腰まで浸かったら、次に足を冷水に浸しましょう。3分後（これはあくまでも目安です。治療したい体の部分やその人自身の体格によっても異なります）、今度は冷水に腰まで浸かり、足を温水に浸しましょう（この瞬間、はっと息を飲んでしまう人もいるかもしれません）。これもその人の普段の健康状態や治療目的によりますが、合計3回繰り返しましょう。いつも冷水に腰まで浸かる形で終わるようにするのがコツです。

スコットランドのホース

　もうひとつ、ぜひ挑戦していただきたいのが、「スコットランドのホース」と呼ばれる高水圧ホースを使った水療法です。これは全身の血行がよくなるだけでなく、体内洗浄力を強化し、肌にもよいトリートメントです。この治療は、しっかりしがみつけるサイド・バーのついたシャワー室で、ソルト・ボディー・スクラブ（p.84-

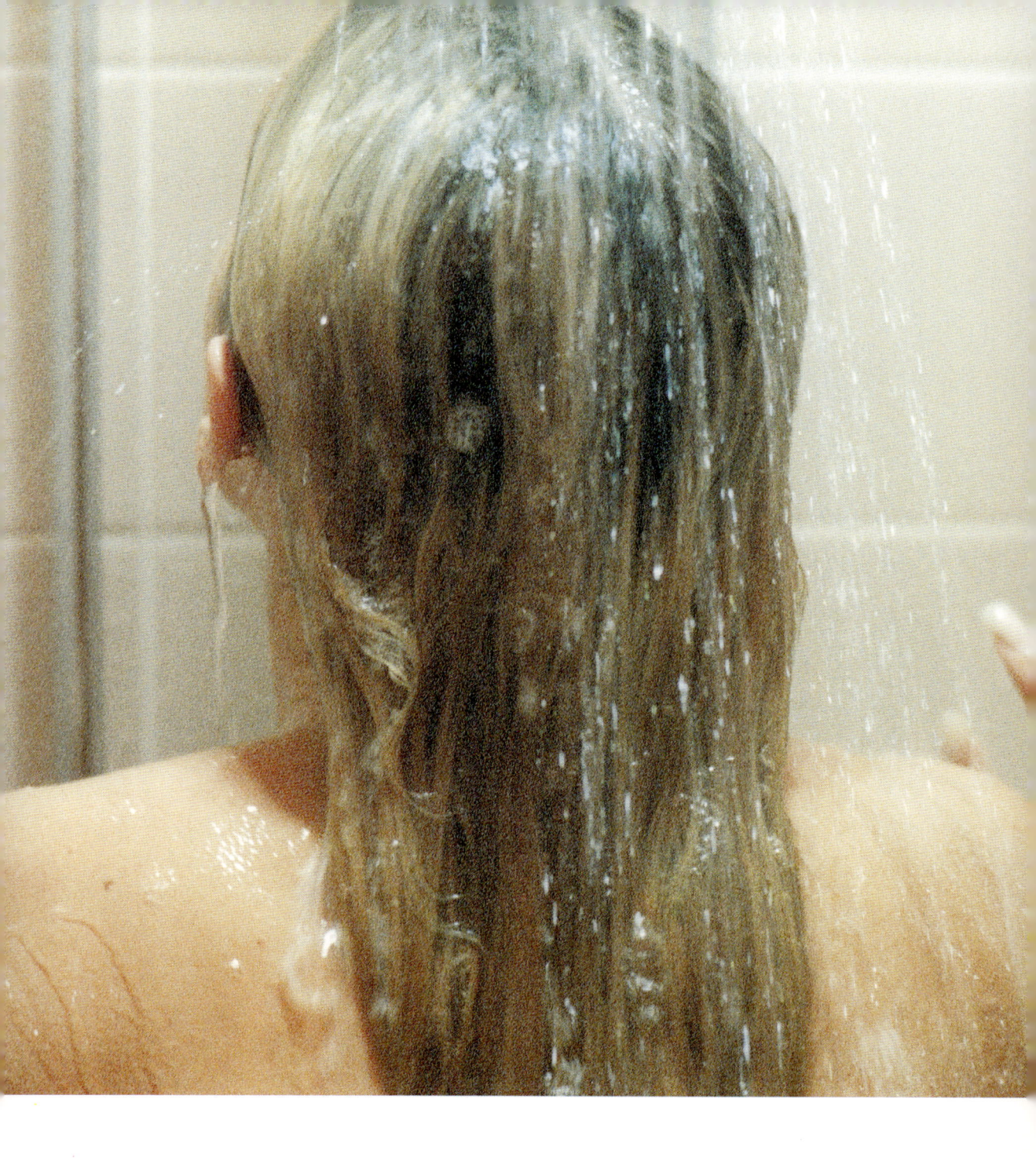

5を参照)のあとに行われます。頭上にあるホースからは、あなたの背中やお尻、太もものうしろ側などをめがけて、強力な水圧の温水がまず3分間ほど放出されます。サイド・バーにつかまらないと立っていられないほどの、ものすごい水圧です。次に冷水が同じような形で1分間ほど放出されます。シッツバスの温冷入浴と同じく、この時点でやめても、あるいは3回繰り返しても構いません。常に冷水シャワーで終わるようにします。トリートメントのあとはタオルでしっかりと体を温め、最低でも30分間は休むようにしましょう(シッツバスの場合も同様です)。

ウォーター・マッサージ

マッサージは最も人気が高く、気持ちのよいセラピーのひとつです。このマッサージを組み込んで、リラックス感を高める水療法はたくさんあります。それらは、機械によるマッサージとセラピストのハンドマッサージの2種類に分けられます。

　水の中(特に温水)に浸っていると、心が落ち着くだけでなく、筋肉がほぐれて関節が緩まってきます。ジェットバスによるウォーター・マッサージは、体に心地よいリラックス感を与え、血行の流れをよくすると同時に、筋肉の凝りをほぐしたり、ねんざの痛みを和らげる効果があるのです。

　ジェットバスによるマッサージの中でも最も有名なのはジャグジーですが、最近では水流バスも人気を集めています。水流バスはその形こそ普通のジェットバスと変わりませんが、目的に応じて2種類のマッサージが楽しめるのです。1つはジャグジーそっくりの、いわゆるウォータージェット・マッサージ。バスタブに横たわると、さらに深いリラックス感を得ることができます。もう1つは、足元から始まり、ゆっくりと体じゅうを揉みほぐしてくれる全身マッサージ。本当に気持ちのいいものです。

ハイドロセラム・スパ・マッサージ

　こちらも比較的最近登場した温水マッサージです。このマッサージは、「ハイドロセラム・ユニット」という巨大な湯たんぽのような装置に、お湯を満たした状態で行われます。あまりにシンプルな方法のため、どうしてこれまで誰もこのアイディアに気づかなかったのか不思議なくらいです。ハイドロセラム・ユニットの長さは大人の腰くらいで、首の所まで適宜のばすことができます。首から上はこの装置から出し、冷たい枕の上に乗せて休ませておきます。

　仰向けのまま横たわっていると、次第に熱が全身に浸透し、痛みが和らぎ、筋肉がほぐれます。そしてその状態で、セラピストがハンドマッサージを開始します。あなたの体は浮いているため、たとえ仰向けで寝ていても、背中全体のマッサージが可能なのです。体じゅうに熱が行き渡るし、全身くまなくマッサージもしてもらえる——この二重の効果が得られるのは、装置全体に熱が浸透しているおかげです。はじめてこのマッサージを試したとき、私は温水が常に自分の体の下を流れていることにちょっとした違和感を覚えました。ところが2、3分もすると、全身が温水にやさしく包み込まれている感じが心地よくなってきました。そして最後には、これまで経験したことがないような、最も気持ちのよいマッサージを体験することになったのです。

　ちなみに、ハイドロセラム・スパ・マッサージは妊娠した女性に効果的です。というのも、彼女たちは腰痛に悩んでいることが多いからです。しかし、もっとはっきりした理由があります。普通のマッサージとは違い、これはうつぶせになる必要がまったくないのです。また、このマッサージは肥満の人、虚弱な人、高齢者にもおすすめできます。

ウォーターベッド

　もうひとつ新たに流行しているのは、ウォーターベッド(温水を張ったバスタブ)に早変わりするマッサージ台です。私はこれをヨルダンの死海沿いにある「ザラ・スパ」で試してみました。そこでは、他のトリートメント(泥の全身パックなど)の一部として、このウォーターベッドのメニューが組み込まれていました。泥パックを塗り、ビニールと布に全身くるまれた状態でボタンを一押しすると、マッサージ台が温かくて心地よいウォーターベッドに早変わりします。このあと、あなたは深いリラックス感の中、ウォーターベッドの中で漂うことになります。

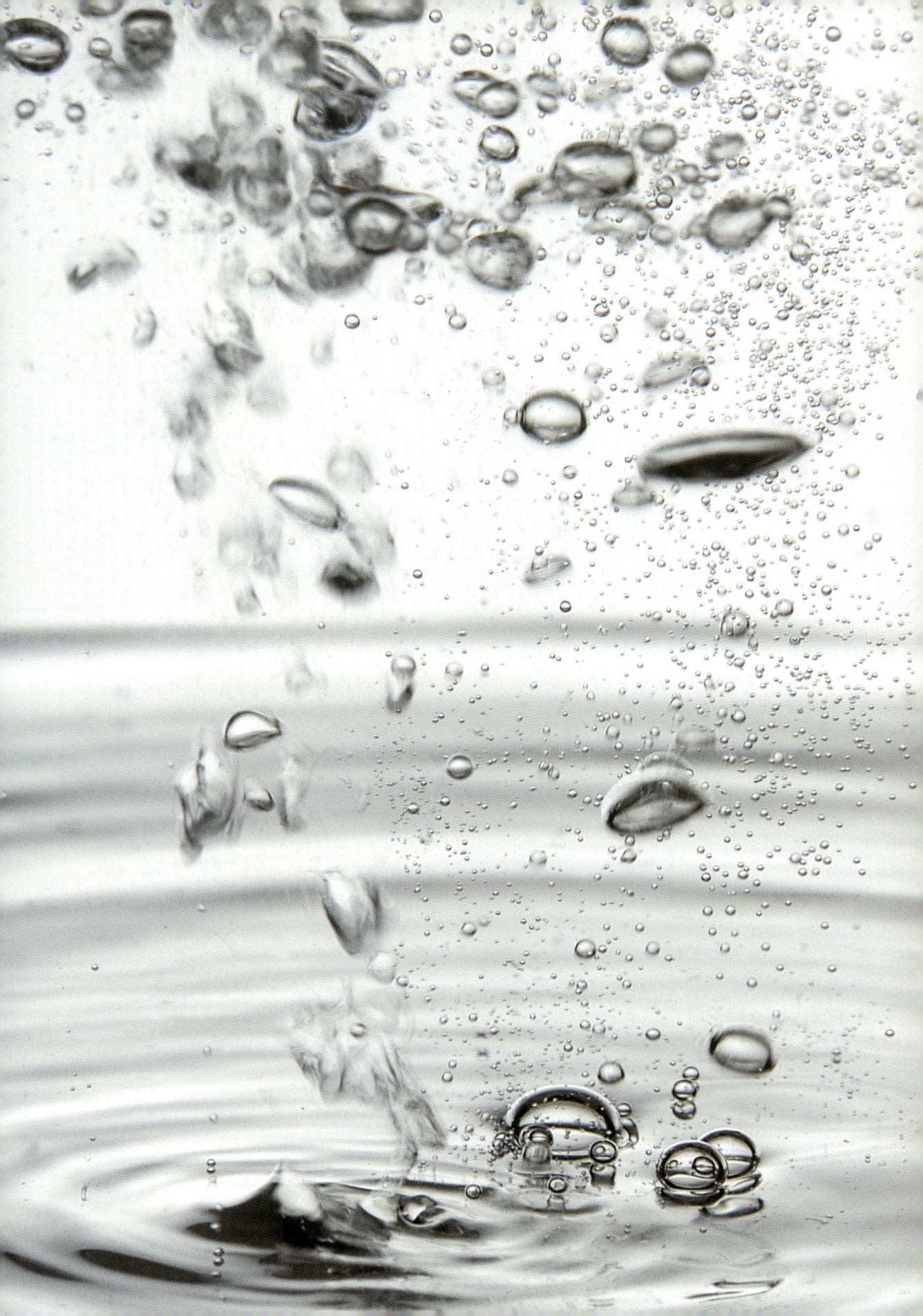

湿布、ラップ、シーツ

患部を氷で冷やせば、傷の痛みと腫れを抑えられる——これは、誰もが知っていることです。そして、みんなが毎日のように利用しているこの治療法こそ、ハイドロセラピーの知恵なのです。

この治療法を行う場合、アイスパック（氷のう）はしばらく（最長で10分）患部に当てておく必要があります。そして患部と氷の間には、常に湿ったタオルをあてがわなくてはいけません。私の知り合いには、冷えきったアイスパックを肌に直接当てたせいで凍傷になってしまった人がいます——どう考えても愉快な経験とはいえません！

肌に直接氷を当てるよりも、冷たい湿布を使った方がより安全です。しかもいろいろな状況（頭痛、ねんざ、関節の腫れ、局部的な腰痛など）に対応できるうえ、その効果も抜群です（p.98-9の「ハイドロセラピーで治療できる症状名一覧」を参照）。

ハイドロセラピー・スパの場合、冷湿布を当てるのは体のごく一部に限られ、体のもっと広い部分や全身にはパックで対応することが多いようです。パックはコットンシートでできています。それを冷水に湿らせて軽く絞ったうえで、首から足までをすっぽりと包み込むのです。このパックの上から、乾いたシートや布を巻きつけ（どちらも何枚か重ねて巻く場合もあります）、その後数時間はただひたすら横になっています。最初のうちは、もちろん体が急激に冷たくなっていくのを感じます（自然療法では、このパックを解熱のためだけに用いることもあります）。ところがそのあと、体温が急に上がりはじめ、汗がやたらと出てくるようになり、体内毒素がすみやかに排出されるのです。長期的にこのパックを繰り返すと、免疫システムが増強され、体力アップにつながります。

このように全身をすっぽりと覆う治療法を「全身ラップ」、または「スコットランド人のマント」と呼んでいます。この他にも、脇の下から足のつけ根までを覆う「胴体パック」や、腰から足のつけ根までを覆う「腹部パック」などがあります。これらは皆、体の一部を集中的に覆ったパックですが、どれも効果は同じです。全身ラップよりも一部ラップの方が初心者向けのトリートメントと言えます。

温湿布

温湿布は熱いシーツやタオルを体に当てる方法です。これは、うっ血や筋肉のけいれん、生理痛にすぐれた効果を発揮します（自然療法では、ぜんそくの発作にこのトリートメントが効くと言われています）。その上から乾いたシーツや布を巻きつけるというやり方はパックの場合と同じですが、当てている時間は温湿布の方がずっと短くなります。というのも、一度体に当てたシーツやタオルは、新しく温められたものと2、3分ごとに交換しなければいけないからです。また、温湿布を5分間、冷湿布を1分間というペースで、交互に当てる方法もあります。このトリートメントは腰痛や気管支炎に効果的なだけでなく、血液やリンパ液の循環も促進します。

以上のトリートメントは、体内の深いレベルで効果が現れるものばかりなので、必ずハイドロセラピー・スパで体験するようにしましょう。スパではひとつの療法が終わると、少なくとも30分の休憩時間が常に与えられるはずです。

水に関するミニ知識

「水を節約せよ」と責められるのはいつも一般消費者ですが、この世で最も水を消費しているのは、農業関係者と工業関係者です。

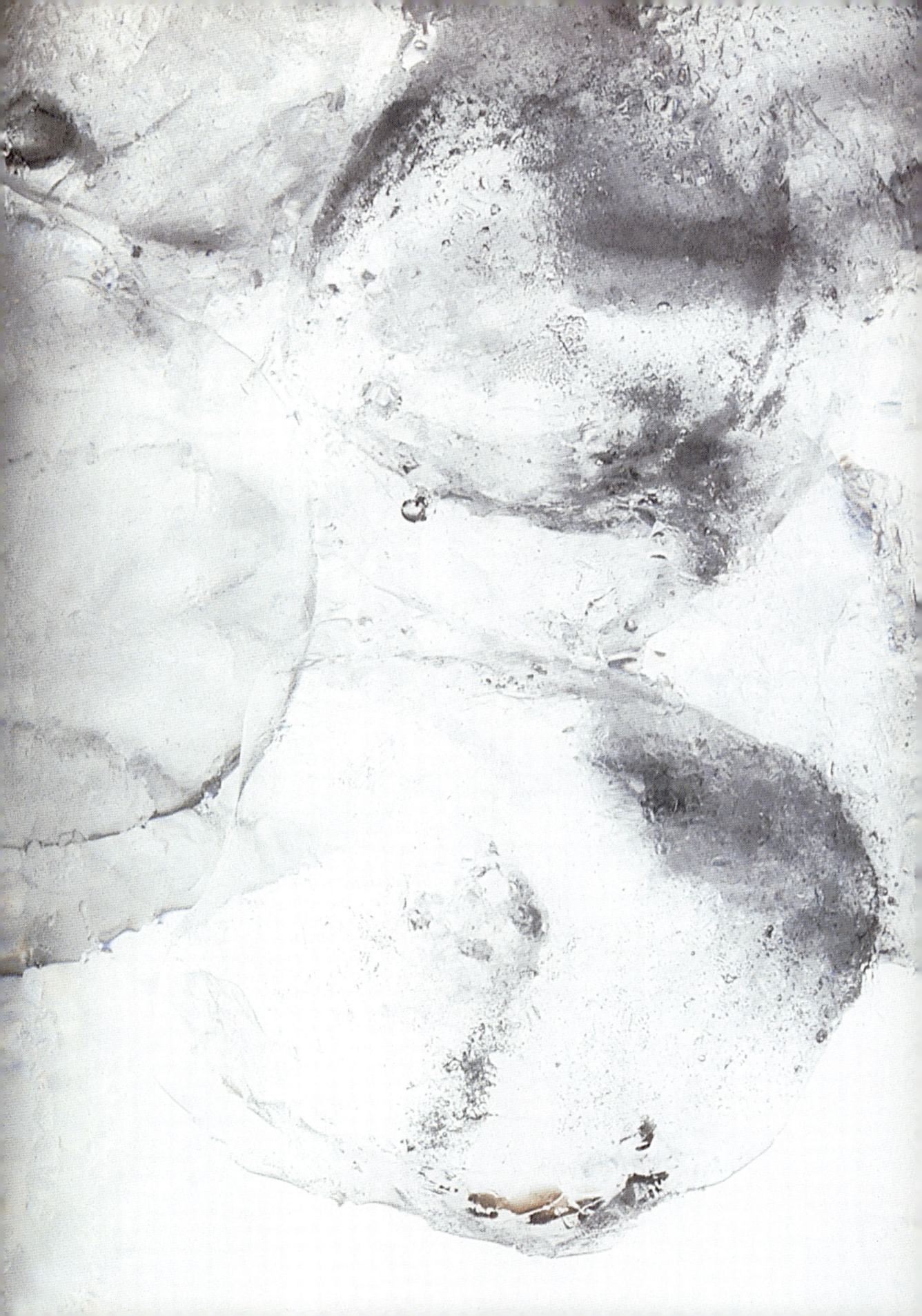

タラソテラピー

タラソテラピーは、海水やその他の海の成分——海水と砂から抽出されたミネラル分や海藻、泥——を用いたハイドロセラピーです。特に有名なのは、フランス、ドイツ、イタリア、ロシアですが、中でも一番有名なのは死海周辺地域です。

タラソテラピーは多くの病気にすぐれた効果を発揮します。たとえば、呼吸器系、循環器系の病気や皮膚疾患、節々の痛み、リウマチ、関節炎などです。死海に面したイスラエルの「ソロカ病院」では、関節炎の患者にごく一般的な泥入浴と泥パックを試したところ、めざましい回復が見られたそうです。そのトリートメントによって、患者の筋肉の硬直や指の腫れ、患部の不自由さが解消されてしまったのです。

ところが、死海の泥と塩分は特殊な病気の治療にのみ使われているわけではありません。セラピストたちも、患者の体を包んだり、洗ったり、入浴させたりするときに、これを用いることが多いのです。死海の泥と塩分には、高濃度の塩化マグネシウム、塩化カリウム、臭素が含まれています。死海沿いにあるヨルダンの「ザラ・スパ」では、浮遊プールや渦流プール、水中ウォーキング用プール、それにさまざまな種類のジェットマッサージに、この死海の海水を使用しています。また死海の泥による特別なラップは、血液の循環を刺激し、肌に栄養を与える目的で実施されています。さらに死海の塩によるソルト・スクラブは、全身を刺激するトリートメントとして、いろいろなセラピー（シャワーや入浴など）の前に行われているのです。

タラソテラピーの健康面における効用には、解毒作用の促進、免疫力のアップ、血液とリンパ液の循環の促進、筋肉のリラックスと引き締め、肌の張りの改善などが挙げられます。特に海藻によるトリートメントは、減量プログラムの促進に効果的と言われています。というのも、海藻には体内毒素の排出を促し、体の機能を高めてくれる性質があるからです。タラソテラピーには、泥と海藻のラップの他にも、この章でざっとご紹介した数多くのトリートメントがあり、いずれの手法も普通の水ではなく海水が用いられるのが特徴です。また、海水の入浴療法やエクササイズもあり、体によいミネラル分を体内吸収することができます。

スパの水を飲むのと同じように、一度精製されたものなら、海水を飲むことも可能です。たとえば、死海の海水にはセレニウムというミネラル分が高い濃度で含まれています。セレニウムは、老化やガンの原因であるフリーラジカルを除去してくれる、強力な酸化防止剤なのです（フリーラジカルとは、電気化学的に見て非常にアンバランスな分子で、ストレスや毒素蓄積のせいで体内に発生し、細胞破壊や病気の原因となることが多い活性分子のことです）。このセレニウムは、ビタミンA、C、Eと共にフリーラジカルを撃退し、健康増進と免疫力アップに貢献してくれます。今のところ、死海の水は死海周辺地域でしか飲むことができませんが、死海の泥や海藻を使ったトリートメントの中には自宅でできるものもあります（p.92-3を参照）。

水に関するミニ知識

死海には、地中海の10倍に当たる塩分が含まれています。海水1リットルにつき、1.25キログラムもの塩分とミネラル分が含まれているのです。

死海に含まれるミネラル成分

死海の海水は、21にも及ぶミネラル成分が混ざり合った「究極のカクテル」です。

中でも一番重要なものを挙げてみましょう。

カルシウム（Ca）	骨と歯の健康に欠かせない、高齢者には特に必要なミネラル分。心臓と神経系の調節を助けます。
カリウム（K）	体内の水分バランスの調整、筋肉および神経系の健康維持を促す非常に重要なミネラル分。細胞の新陳代謝も促進します。
ナトリウム（Na）	体液と血圧を調整するミネラル分。ただし、西洋の食生活は一般的にナトリウム（塩分）のとりすぎと言われています。
マグネシウム（Mg）	細胞の健康維持に欠かせないミネラル分。体内のナトリウム、カリウム、カルシウムの新陳代謝も促進します。
臭化カリウム（KBr）	細胞の修復と新陳代謝を改善するミネラル分。
ヨウ素（I）	甲状腺の健康維持と細胞の新陳代謝に必要なミネラル分。
イオウ（S）	重要な解毒成分。脳と肝臓の新陳代謝に必要であるうえ、髪と爪の健康にも強力な効果を発揮します。

フローテーション・タンク

フローティング（浮遊）は一風変わったセラピーです。正直言うと、私は実際に試してみるまで、この方法が体にいいとは夢にも思っていませんでした。

フローテーション・タンクは狭すぎて、その本来の目的であるリラックス感を得ることは無理だろう（照明を落とした場合は特に）——私はそう考えていました。ところが、実際フローテーション・タンクに入り、15分ほど水面に浮かんでいると、完全にその環境に慣れてくつろぐことができました。そして電気を消したあとも、最後までずっと満ちたりた気持ちのまま浮かび続けていたのです。

宇宙飛行士でない限り、あなたが重力から解放されるのは水に浮かんでいるときしかありません。そして、この「水に浮かぶ」という感覚自体が本当にすばらしいものなのです。無重力で、しかも外部からの刺激がいっさいない状態は、あなたの全身に深いリラックス感を与えます。たとえば、私はフローテーション・タンクの中で、背中のくぼみの凝り（そこに入るまでは、まったく気にも留めていなかった凝り）がほぼ一瞬のうちに消えていくのを経験しました。神経筋の活動の90％は、外部からの刺激——重力、温度、感触、風景、音——によるものです。たとえ1時間でもその刺激を受けなくなると、脳その他の神経システムがリラックスするうえ、右脳左脳が再調整されると言われています。つまり、論理的思考を司る左脳の活動が減り、創造的思考を司る右脳の活動が活発化するのです。フローティングに熱心な人々は、このトリートメントを「脳内の調和が保たれる数少ない機会であり、人間の創造性と問題解決能力を一気に高める効果がある」と考えています。

フローティングがもたらす身体的効果

フローティングは身体的効果ももたらしてくれます。このトリートメントは全身の筋肉に深いリラックス感を与えるため、脳内ではエンドルフィン（一種の麻薬物質）が分泌され、体の痛みを消し去ってくれるのです。特に背中の痛み、関節痛、偏頭痛によく効きます。フローティングは私たちの体を重力のストレスから解放することで、骨や関節、筋肉にかかった負担を軽減し、さらに血液の循環をよくしてくれるのです。またそのおかげで、私たちはけがや運動疲労からもすばやく回復できます。回復に長くかかる場合（たとえば、マラソンの疲労から回復するのに数日間かかる場合）でも、フローティングを体験すると、その回復期間が数時間にまで短縮されてしまいます。プロのスポーツ選手たちの間でフローティングの人気が高いのは、このせいなのです。

リラックス感を高める他のセラピー同様、フローティングも血圧と心拍数の上昇を防ぎます。しかも、水に含まれている塩分のせいで、肌にも非常にいいのです。

タンクの中の様子

フローティング・タンクでは、775リットルの水に対して、320キログラムのエプソム塩が加えられています。フローテーション・タンクの水がやわらかく、その浮力が高いのはこのせいです。タンクの中の水の高さは25センチ程度で水温は34℃、つまり皮膚の温度と同じ設定になっています。タンク内には明かりがあり、もちろん気分に応じてつけっぱなしにしていても構いません。私の場合、圧迫感はまったくなく、タンクの中の環境によくなじめたため、明かりを消して水面に浮かんでいました。

最初の10分間は、緊張をほぐすため音楽を流すことが多いのですが、それ以外はほとんど無音状態のまま過ごします。このフローティングに減量用プログラム、あるいはタバコなどの中毒克服プログラムのテープを組み入れれば、大きな成果が期待できるかもしれません。

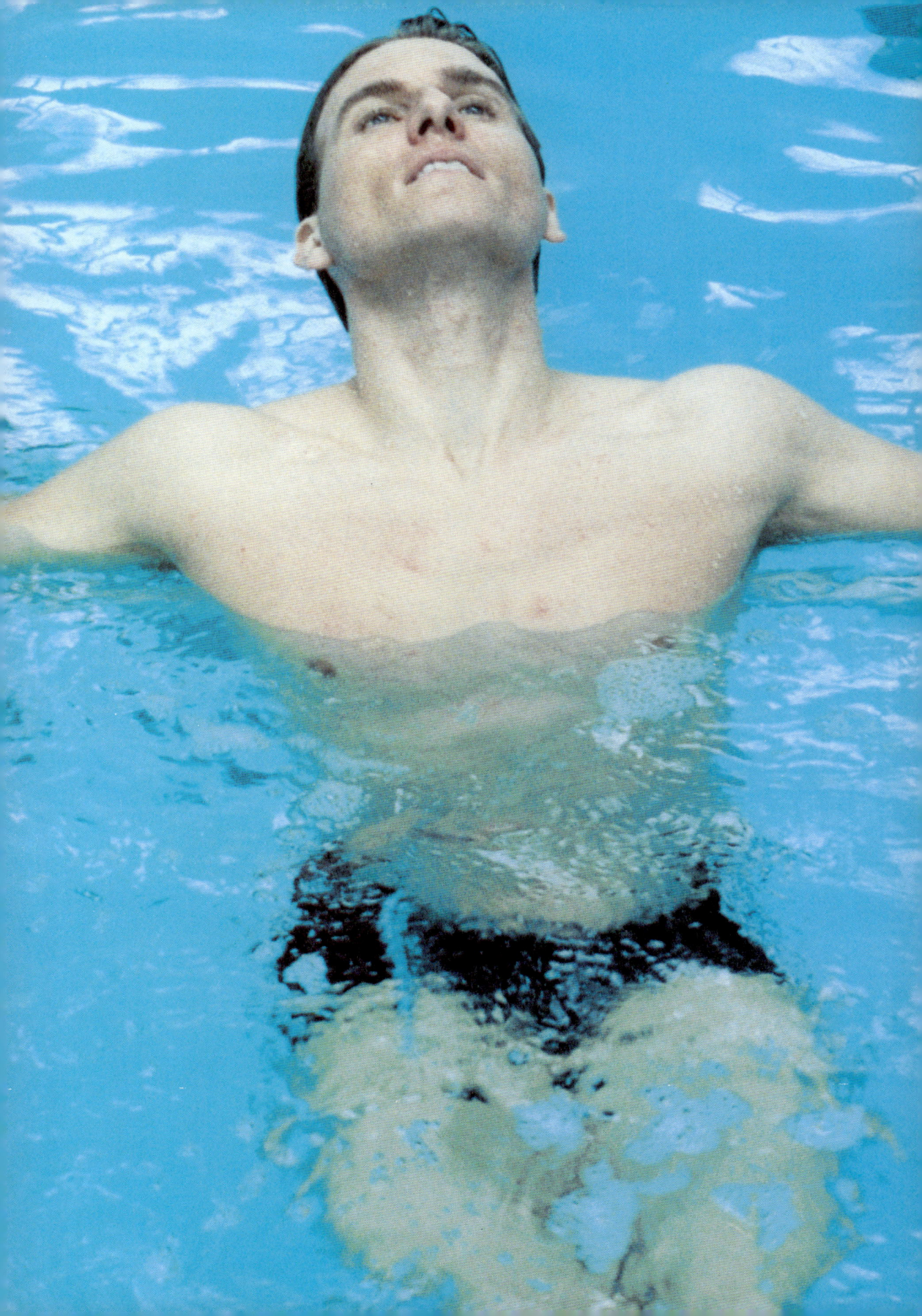

第5章　自宅でできるハイドロセラピー

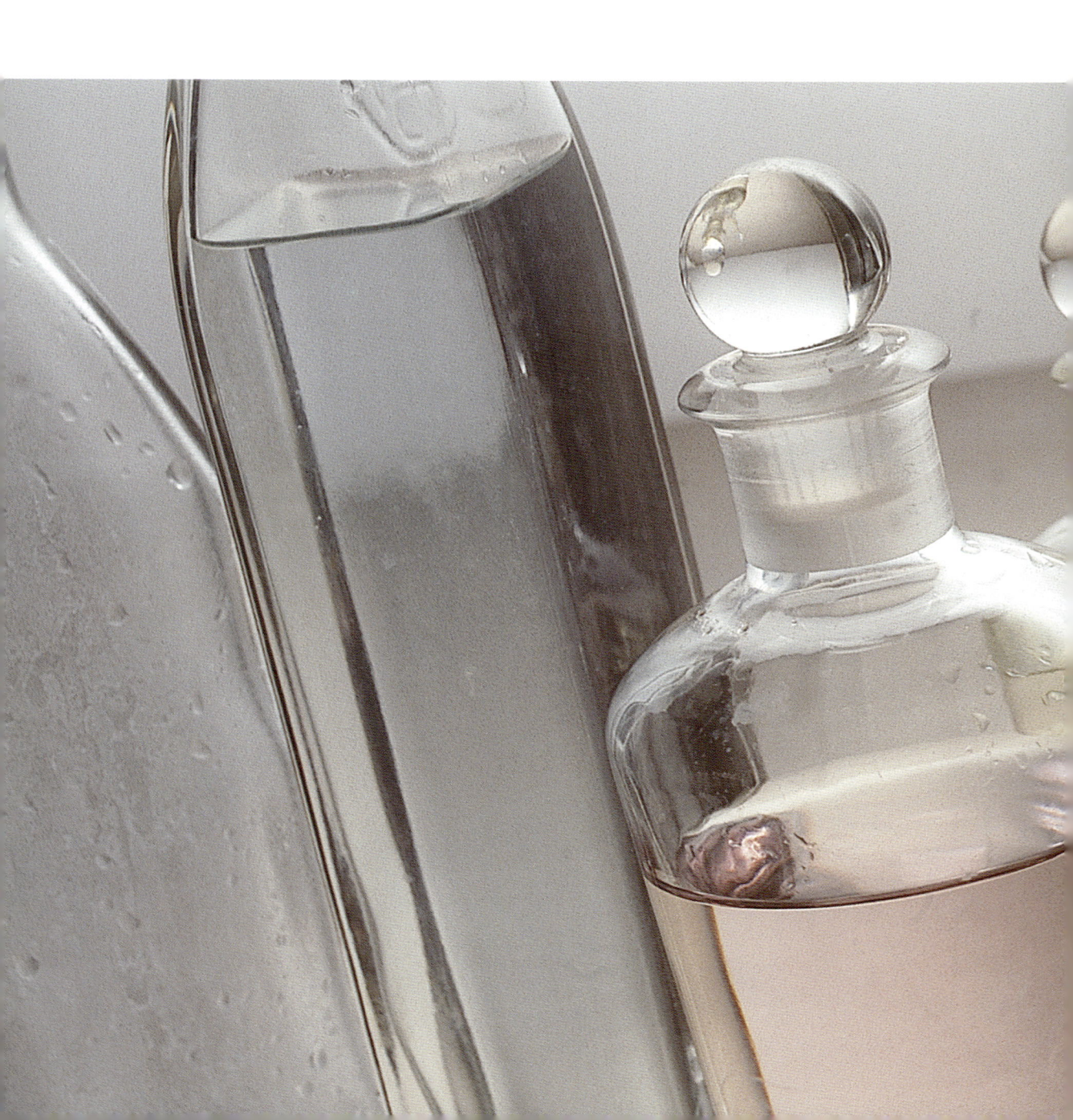

自宅でできるハイドロセラピー

　スパに行き、ハイドロセラピーやタラソテラピーを受けるのは、最も快適な健康増進法です。しかし、これはどう考えても特別な楽しみであり、そうひんぱんに体験することはできません。でも、ありがたいことに、自宅でこういったハイドロセラピーを楽しめる商品が数多く出ています。これらを利用してセラピーを定期的に行えば、あなたの健康全般――特に、肌と免疫システム――にとってよい効果が蓄積されていくはずです。

　自分専用のハイドロセラピー・スパをつくりたいのなら、心に留めておいてほしいことがいくつかあります。まず、バスタブとシャワーがついているバスルームを使うこと。水圧が高ければ高いほど、より効果的なシャワー・トリートメントが可能です。次に、できるだけバスルームを快適にするよう心がけること。必ずバスルーム内を温め、吸収力のある大判のタオルを何枚か用意しておきます。軽くてふわふわした肌ざわりのタオルなら、なおいっそういいでしょう。また、ハイドロセラピーは強力なトリートメントのため、ひとつのメニューが終わるごとに必ず数分間から半時間の休憩をとるようにしなくてはいけません。

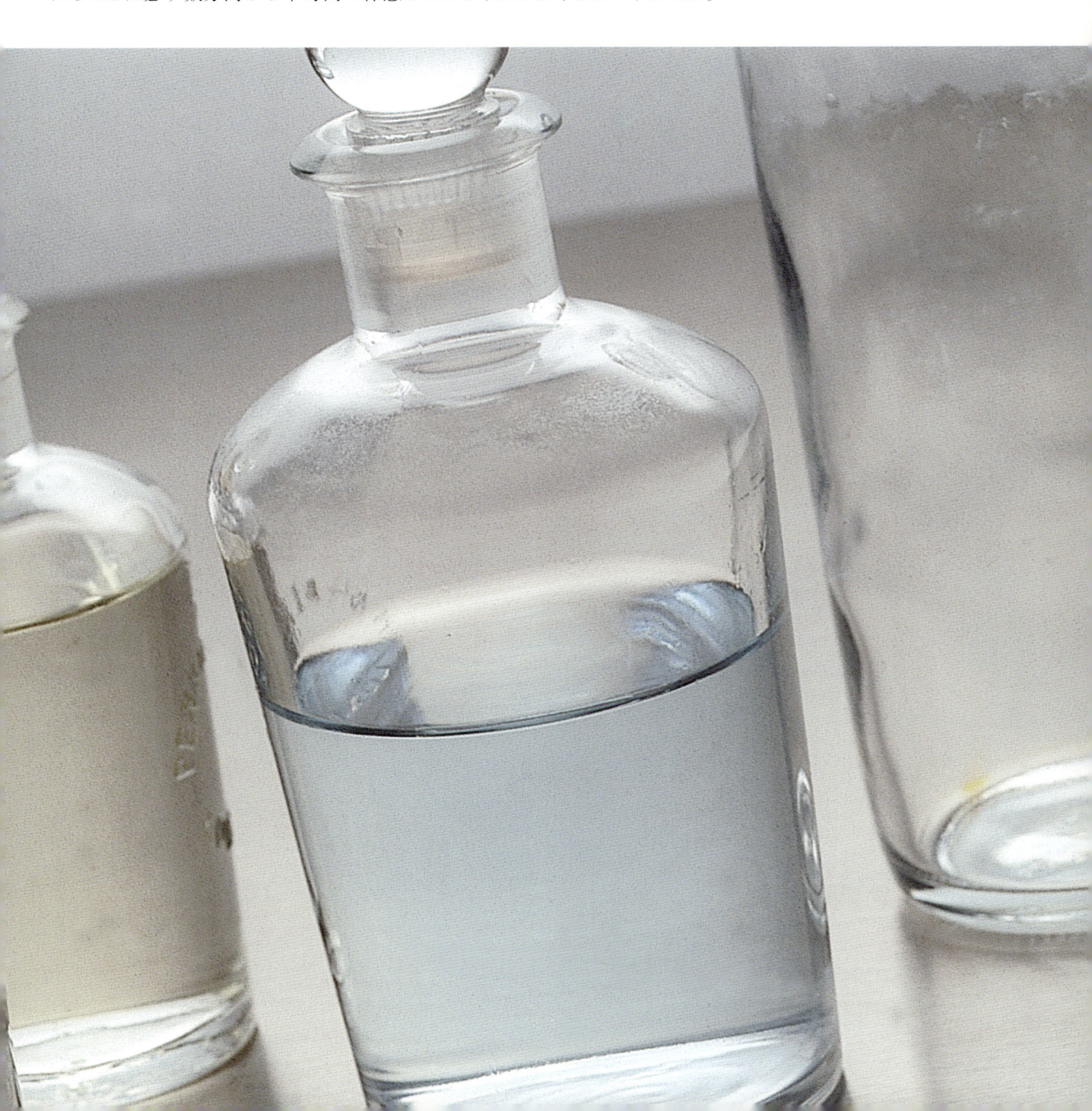

ウォーター・セラピー

水による洗顔

水はその存在自体が美しいトリートメントになっています。ご存じのように、混じりけのない水を十分に飲むと、肌には独特のつやと輝きが出てきます。「水で顔を洗ってはいけない」と昔からよく言われてきましたが、実は水による洗顔はすぐれた洗浄方法のひとつなのです。ところが、つい最近まで肌によくないという理由から、ほとんどの人は水で顔を洗いたがりませんでした。顔の肌はデリケートなため、石けんと水の刺激が強すぎると思われていたからです。それに、オイルやクリームベースの洗顔料の方が肌にやさしく、肌内部を保護する皮脂膜の回復を促すと考えられていたのです。

ところが、今ではほとんどの皮膚科医が、水で洗い流すタイプの洗顔料をすすめています。これにはいくつか理由があります。第一に、水は肌を柔らかくし水分補給を促してくれること。第二に、水を使えば肌に無理な負担をかけなくても済むこと（クレンジング後の汚れをティッシュやコットンで拭き取る場合、そうはいきません）。第三に、洗顔石けんと洗顔クリームのどちらを使ったとしても、水はその汚れも油もすべて取り去ってしまうこと（拭き取りタイプのクレンジング用品はそうでない場合が多いのです）が挙げられます。毎日の朝晩、洗顔の最後に冷たい水を顔全体にかけると、高価な引き締めローション以上の効果があるのです。

石けんとジェルのちがい

言うまでもないことですが、どんな洗顔料であれ、絶対に水とのなじみがよいものを使わなければいけません。普通の石けんには高い洗浄力がありますが、スキンタイプの違いに関わらず、肌から皮脂と皮質を奪ってカサカサにしてしまう傾向があります。オイリースキンの人の場合、これはそう大した問題ではないでしょう。しかし、ドライスキンや敏感肌の人、それに混合肌の人の場合、これによって皮脂膜が確実に奪われてしまうのです。またグリセリン入りの石けんの場合、普通の石けんに比べて乾燥の度合いがやや低くなりますが、本当に肌が弱い人はノン・ソープ・クレンジング・バー

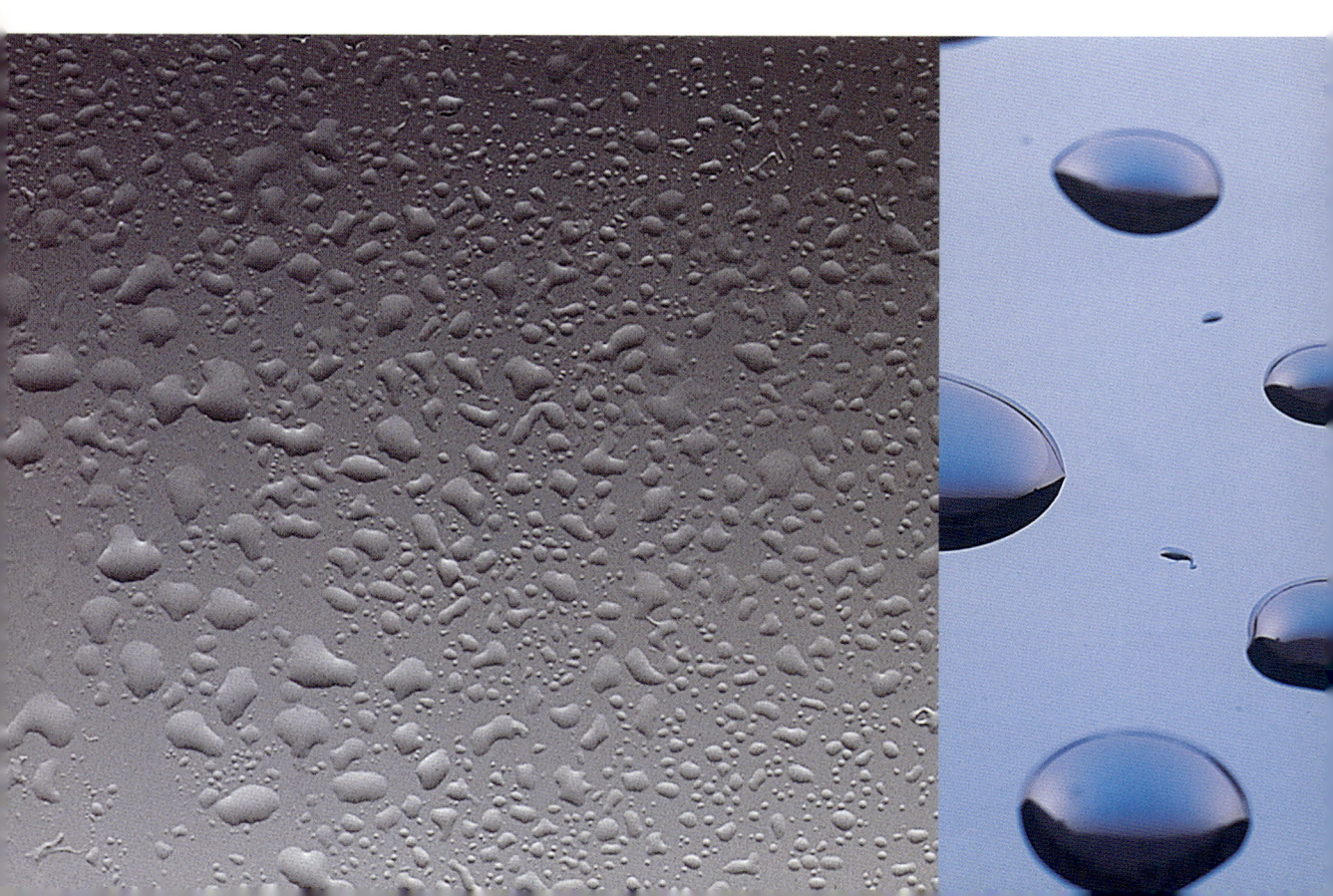

（石けんの姿はしていても、石けんの成分が入っていない洗顔料）でも乾燥してしまうようです。一方、液体またはジェルタイプの、水で流せる洗顔料は洗浄効果が高いうえ、敏感肌にも非常にやさしくできています。

スクラブ洗顔料

　ウォーターベースの洗顔料で顔を清潔にしていれば、実際には引き締めローションを使う必要はありません。でも、スクラブ洗顔料——顔の表面から死んだ肌細胞（角質）を取り除いてくれる洗顔料——は必要です。オイリースキン、もしくはドライスキンの人の場合、週に1度はこの洗顔料を使うことをおすすめします。前者の場合はニキビを、後者の場合は顔のくすみや乾燥によるダメージを防いでくれるからです。ほとんどの化粧品会社は、特にオイリースキンの人に週に1度以上のスクラブ洗顔をすすめていますが、これもまた肌の皮脂膜を奪ってしまう可能性があるので気をつけましょう。

　お店に行くと、たくさんのスクラブ洗顔料が売られています。でも、特に香りや肌ざわりが気に入った商品がなければ、なにも無理に買う必要はありません。家庭用の塩で立派に代用することができます（塩を使ったフェイシャル・スクラブとマッサージについては、p.111を参照）。

保湿液

　肌を清潔にするのはスキンケアの中で一番大切なことですが、それと同じくらい大事なのが肌の保護です。年齢を重ねるにつれ、肌は乾燥し、これまで以上に保湿の必要が出てきます。といっても、もちろん脂っぽい部分の保湿は避け、ドライな部分だけに潤いを与えるよう心がけなくてはいけません。

　保湿の手助けをしてくれるもののひとつに、肌の水分蒸発を防ぐ保湿液があります。それにもうご存じのとおり、水をたくさん飲むことも肌を潤す秘訣です。

　保湿液は夜に使うととりわけ効果的です。日中のように外部からのストレスがないため、肌が保湿液をたっぷりと吸収することができるからです。日中にできるお肌の最大のケアは、SPF値（日焼け防止指数）の高い日焼け止めクリームを塗ることでしょう（P.50を参照）。

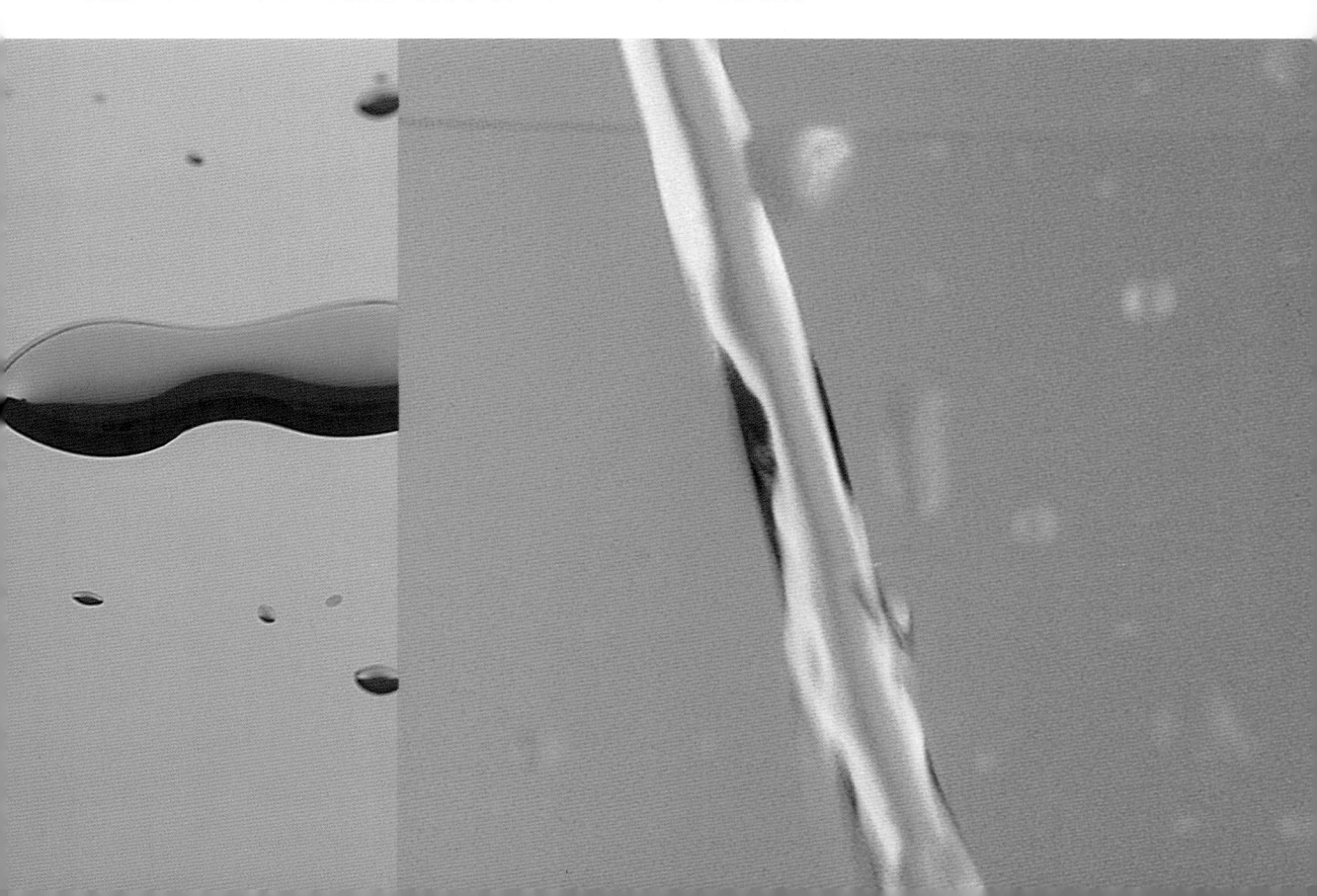

ウォーター・セラピー

スキン・ブラッシング

多くのハイドロセラピー・トリートメント同様、スキン・ブラッシングと温冷シャワー（p.86を参照）は血液とリンパ液の循環を刺激し、体内システムを急激に活性化してくれます。その結果、体内毒素の排除がより効果的に、すみやかに行われるようになります。また、肌の最表面にある角質が取り除かれ、みずみずしく柔らかな肌が下から押し上げられるので、肌の色つやもぐっとよくなります。なお、このトリートメントも、水をたくさん飲むことと組み合わせれば強力なセルライト対策になるはずです。

このテクニックは至ってシンプルです。必要なのは、天然毛をつかったボディーブラシだけ。薬局や自然食品のお店にはいろいろなタイプのブラシがあり、天然繊維のものであればどんなブラシでも構いません。もし素材に疑問があるようなら、そのブラシが自然素材のものかどうか、合成繊維でできてはいないかを販売員に確認しましょう。

ボディーブラシを買うときは柄（え）のついたものを選びましょう。そうすれば、背中のブラッシングも楽にできます。中には柄の部分が取り外し可能なものもあります。このタイプは、手足や体の正面をブラッシングするときに柄をとってしまえるため便利です。また、背中やお尻を楽にブラッシングできる、長いストラップ付きのボディーブラシもおすすめです。

使いはじめはブラシがひどく痛く感じるかもしれませんが、何回か試すうちにほとんどの人がその感触に慣れ、むしろ爽快に感じるようになります。最初のうちは軽くブラッシングするようにして、慣れてきたらだんだん強くするようにしましょう。

何回か繰り返してもブラシがまだ痛いようなら、そのかわりに生糸（きいと）の手袋を使うこともできます。これは両手にはめる長手袋で、表面はブラシの毛よりも柔らかいのですが、同じくらいのマッサージ効果があります。ただし、肌が炎症を起こしている場合、あるいは傷、打ち身、発疹がある場合はブラッシングを控えましょう。

全身をブラッシングしてもそれほど時間はかかりません。せいぜい3分から5分というところです。大切なのは、ある一定のリズムを保ちながらブラッシングすることです。このトリートメントを毎日行えば、肌のきめが目に見えて違ってくるはずです（とても柔らかくなることが多いようです）。そのうえ全身が引き締まり、肌は健康的なバラ色に輝きはじめるでしょう。

水に関するミニ知識

セルライトとは、肥大化した脂肪のまわりに老廃物や水分がたまった状態をいいます。このセルライトを分散させるには、たくさんの水を飲み、スキン・ブラッシングを行うのが一番です。

スキン・ブラッシングのやり方

スキン・ブラッシングは常に肌が乾いた状態で行います。バスルームを十分温め、あとでシャワーを浴びたときにすぐ手にとれるよう、タオルをたくさん用意しておきましょう。

服を脱ぎ、椅子またはバスタブのふちに腰かけましょう。こうすれば、足先まで簡単に手が届くはずです。ブラシを手にとり（または生糸の手袋をはめて）、右足の裏からはじめます。ブラシの場合、足裏全体を一定のペースでリズミカルにブラッシングしましょう（手袋の場合、両手で交互に撫で上げれば、より連続的な動きができます）。次に足首からひざ下までの部分を、できるだけ動きが途切れないようブラッシングします。すねやふくらはぎも表面をまんべんなく、ていねいに行います。なお、常に上方向にブラッシングするようにします。

立ち上がり、ひざからもものつけ根までをブラッシングします。先ほどと同様、リズミカルで長い上向きのブラッシングをまんべんなく数回繰り返しましょう。お尻から腰のできるだけ高い位置にかけても、同様にブラッシングを続けます。左足も足裏から始めて、腰までのブラッシングを同じように繰り返します。

次にお尻上部から背中全体にかけて、上向きのブラッシングを数回続けます。ここはブラッシングするのが最もむずかしい部分です。できるだけ背中全体をカバーするように心がけましょう。

今度は右腕のブラッシングです。まず手のひらから始め、手の甲、手首からひじという順番で、常に上向きのブラッシングをします。そのあとは、二の腕（ひじ上から肩にかけて）をブラッシングをしましょう。次に左手も手のひらから始め、同様の動きを繰り返します。

今度はごく軽くブラシを動かしながら、腹部に時計回りの円を描きます。何回かこれを繰り返しますが、くれぐれもやさしいタッチを忘れずに。不快に感じたらブラッシングをやめましょう。胸、首と続けていきますが、常に心臓に向かって、優しくブラッシングするようにします。

ウォーター・セラピー

ソルト・ボディー・スクラブ

ソルト・ボディー・スクラブは、基本的にはフェイシャル・スクラブ（p.111を参照）と同じ考え方に基づいたもので、多くの自然療法のスパで行われているトリートメントです。

　私の場合、このソルト・ボディー・スクラブのあと、冷たい水のジェット噴射（「スコットランドのホース」）を体験しました。このやり方だと、塩が肌の表面から老廃した角質を取り去り、オイルがその部分に栄養分を補給するため、輝くような美しい肌になれるのです。

　こんなに時間をかけていられないという人には、自己流ソルト・ボディー・スクラブがあります。自分ではどうしても手が届かない部分が出てきてしまうものの、この自己流ソルト・ボディー・スクラブなら、エネルギーを高め、新たな気持ちで1日のスタートを切ることができるはずです。スキン・ブラッシング同様、非常に効果的なトリートメントですが、その効果があまりに強力なため、ブラッシングのように毎日する必要はありません。週に1度行うのが理想的です。自己流スクラブのやり方は、スキン・ブラッシングとまったく一緒です。足からはじめて徐々に上へと向かい、常に心臓の方向に向けてスクラブするようにします。敏感な部分——特にのどとおなか——はやさしいタッチでスクラブしましょう。また、傷や腫れ物がある部分は、決して塩でこすらないようにしましょう。

　ソルト・ボディー・スクラブは毛穴をきれいにし、老廃した角質を肌から取り除いてくれます。このため、肌のきめや見た目を一気になめらかに、若々しくすることができるのです。スクラブ終了後は、きっと肌がピリピリしているにちがいありません。

　このトリートメントは体内循環を刺激し、リンパ系を通じて毒素の排出も促してくれます。これにより、今度は細胞の更新が促進されるのです。

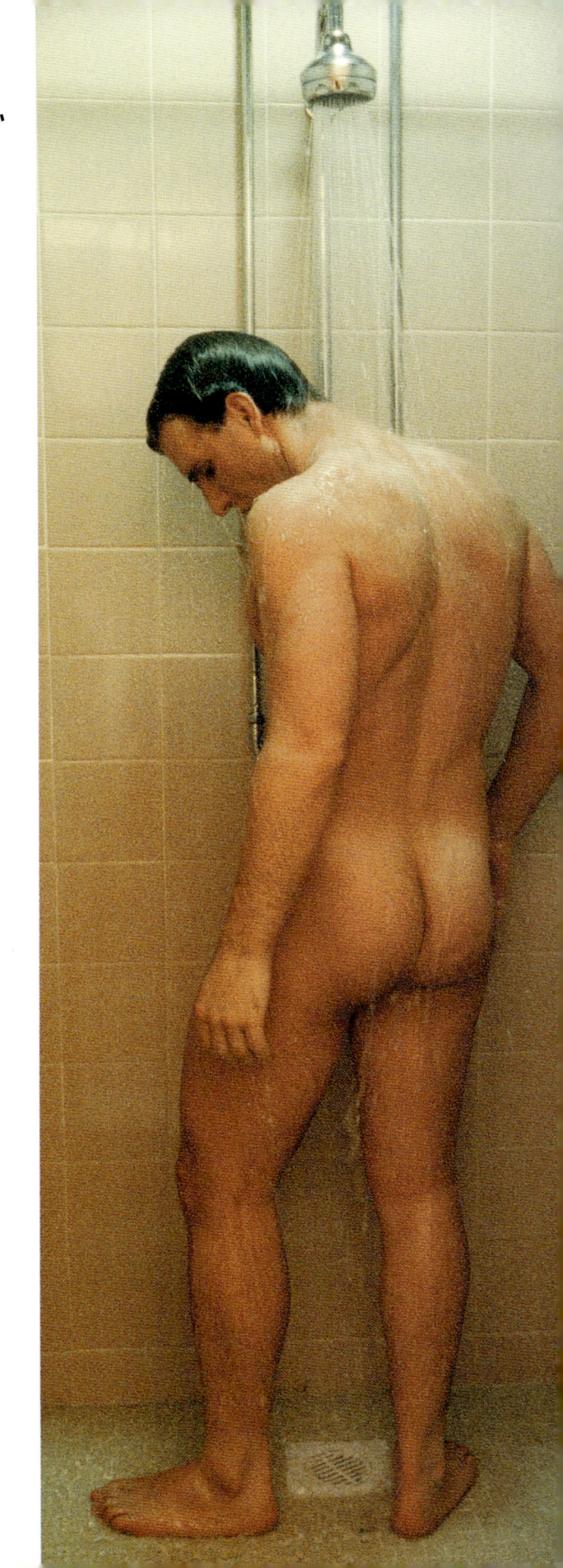

ボディー・スクラブのやり方

ボディー・スクラブに使用するのは、ザラザラとしたフレーク状の岩塩です。岩塩ひとつかみに対し、オリーブオイル（またはゴマ油）を大さじ1杯の割合で混ぜ、これをペースト状にします（ボディースクラブをもっと長時間する場合は、量をこの2倍にしてください）。このとき、傷や腫れ物がある場合はくれぐれも注意しましょう。

スクラブ剤の入ったボウルをバスルームに運びます。バスルームは十分に温め、入浴後のために温かいタオルとタオル地のバスローブを用意します。

1、2分間、温水シャワーで体を濡らします。シャワーから出たら、先ほど混ぜ合わせたスクラブ材料をひとつかみ手に取り、まずは足からマッサージを始めます。このとき手のひら全体で円を描くように両手を動かしながら、スクラブ材料を肌に揉み込むようにマッサージをしましょう。足の裏の、特に皮膚の硬くなっている部分を念入りにこすります。

常に円の動きを心がけながら、足元からだんだん上の方へ上がっていきます。特に太ももとお尻は念入りにしてください。ソルト・スクラブはセルライトに大変効果的なのです。

背中（自分の手が届く範囲でかまいません）のあとは、おなかをごく優しく、時計回りの方向にマッサージしましょう。そのあとは胸のマッサージです。

最後に、両方の手、腕、肩の順にスクラブします（常に心臓の方向を意識しましょう）。

再びシャワーを浴びます。スクラブを続けながら、温水がスクラブ剤を自然に洗い流してくれるのを待ちます。冷水シャワーに変え（もしいやだったら、低温シャワーにしましょう）、顔や頭も含めた全身に水が行き渡るよう、1分間浴び続けます。

好みに応じて、このあと温冷水のシャワーを交互に浴びることもできます（p.86を参照）。シャワー後はタオルで体をやさしく拭き、温かいバスローブを羽織ったら、最低でも5分間は横になって休みましょう。できれば30分ほど休むことをおすすめします。

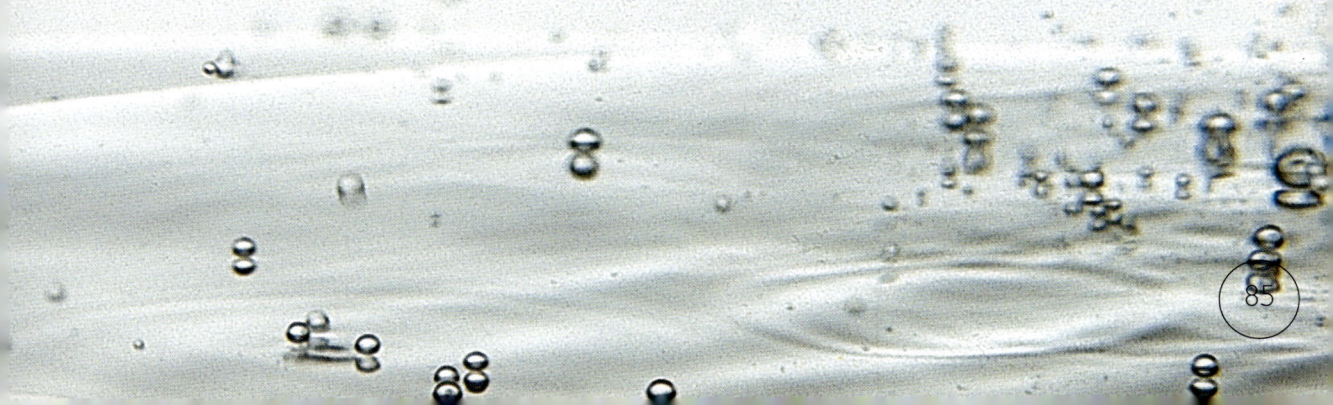

ウォーター・セラピー

温冷水のシャワー

しゃきっと目覚めたいなら、このハイドロセラピー・シャワーがおすすめです！　温水と冷水を交互に浴びることで、神経系と免疫系だけでなく、血液とリンパ液の循環も刺激されます。このトリートメントにより、インフルエンザになりにくい、強い体がつくられていくのです。

はじめて冷たいシャワーを浴びるときは、ちょっと勇気がいるかもしれません。最初はがまんできる間だけ浴びるようにしましょう。しかも1回だけにするのです。何日かこれを繰り返すうちに、あなたは冷たいシャワーが実に爽快なものであることに気づくはずです。そう思えた時点から、冷水シャワーを浴びる時間を少しずつ延ばし、温冷水のシャワーを交互に3回浴びるようにしましょう。

このトリートメントにより、あなたのエネルギーは1日を通じて保たれるようになります。自然療法医と美のエキスパートの中には、このハイドロセラピー・シャワーがアンチ・エイジングに効くと考えている人もいます。これもまた、このシャワーをぜひ生活に取り入れたいと思わせる理由のひとつです。

温冷水のシャワーの浴び方

最初にスキン・ブラッシング（p.82-3を参照）、またはソルト・ボディー・スクラブ（p.84-5を参照）から始めます。なぜなら、これらのトリートメントは毒素の排出を促進し、肌のきめを細かくしてくれるからです。もし石けんやシャワージェルを使いたいとき、あるいは髪を洗いたいときは、最初に浴びる温水シャワーのときに済ましてしまいましょう。そうすれば、そのあとは体に混じりけのない水を浴び続けることができます。

スキン・ブラッシング（またはソルト・ボディー・スクラブ）が終わったら、体が温かい、または熱いと感じるくらいのシャワーを浴びます。そのまま2、3分間、全身（顔と頭を含みます）に温水が行き渡るように、シャワーを浴び続けます。

次にシャワーの温度を低くします。できれば冷水にしましょう（次第に体を冷水に慣らしていくのがおすすめです）。そのまま15秒から30秒間、全身にシャワーを浴びます（冷水に慣れている人は、1分間くらいまでなら浴び続けてもいいでしょう）。そのあと温水シャワーを再び2、3分間浴び、冷水シャワーに戻します。これを3回繰り返し、最後はいつも冷水シャワーで終わるようにします。頭を動かしながらシャワーを浴びると、顔の色つやに非常に効果的です（p.136-7の「フェイシャル・アフュージョン」を参照）。

冷水シャワー

冷水だけのシャワーは過酷なものと思われがちです。しかし、温冷水シャワーと同じく、体はこの冷水だけのシャワーにも急激に慣れていきます。かつてヴィンセント・プリースニッツは、「定期的に冷水シャワーを浴び続けると、体内システム全体が強化され、数カ月のうちにウィルスに対する免疫力が高まる」と主張しました。今ではこれが医学的にも証明されつつあります。このようなよい結果を出すためには、冷水シャワーを毎日1分か2分浴びる必要があります。ただし、温冷水シャワーも長期的に続ければ、ほぼ同じような効能を得ることができます。

シャワーの水質

温冷水シャワー、または温水シャワーが潜在的に抱える問題がひとつあります。シャワーでは、好ましくない化学物質（水道水に含まれるものと似た成分）が蒸発するため、私たちはそれを吸い込んでしまう危険性があるのです。これは、人々が自宅の給水システムの浄化を考えてしまう、もっともな理由のひとつと言えるでしょう。（p.29を参照）。

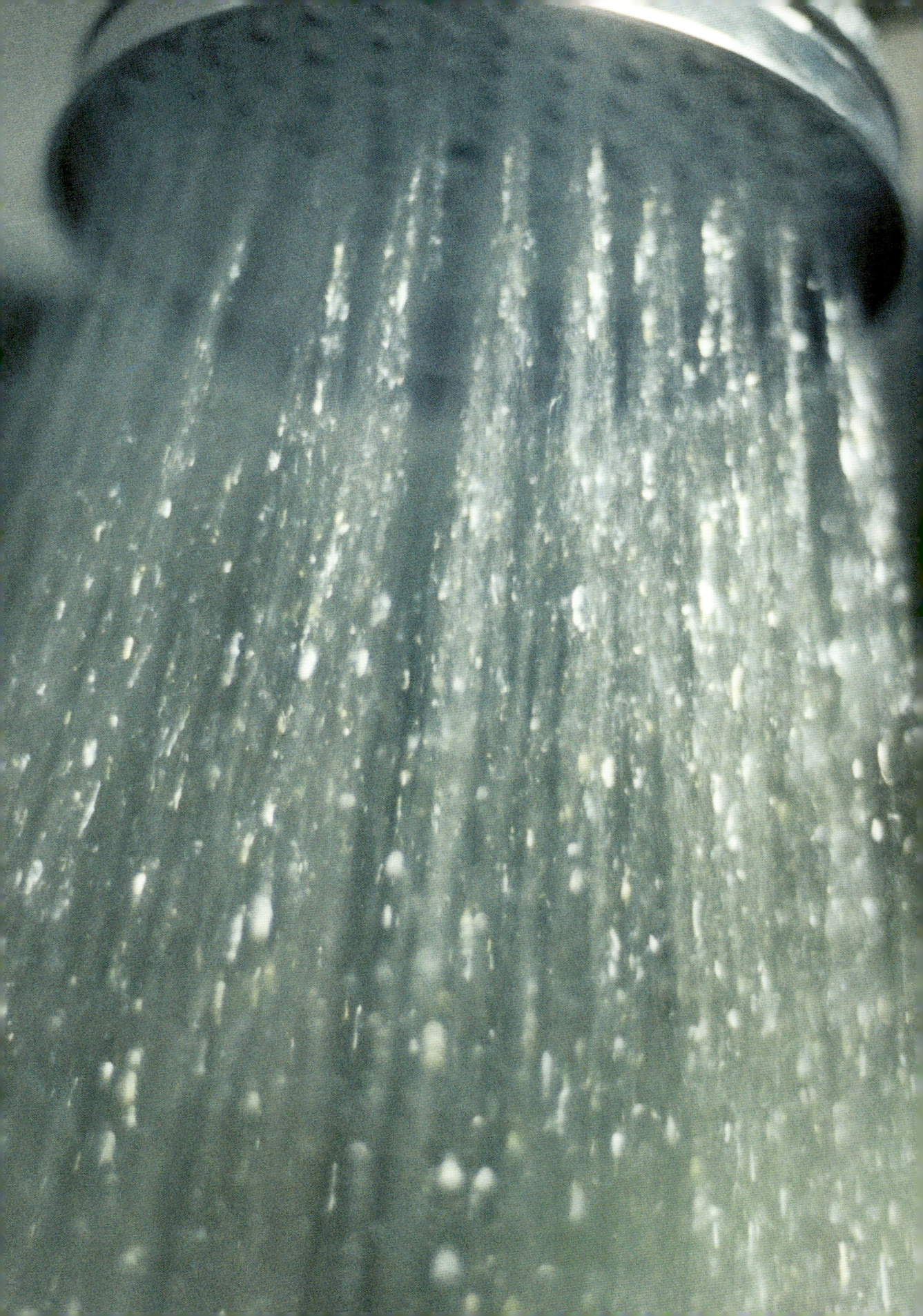

ウォーター・セラピー

セラピューティック・バス

自宅で手軽にできて、しかもスパと同じ効果が得られる入浴法はたくさんあります。スパで使われている入浴成分は安く簡単に手に入るし、そのうえ非常に高い効果が期待できるのです。

温水浴

おふろの温度差によって、その効能もずいぶんと違ってきます。たとえば、熱いおふろは全身の血行をよくし、うっ血を解消してくれるので、生理痛や背中の痛みを和らげ、便秘、痔などにも効果的です。バスタブに浅くお湯を張り、治したいと思う部分だけ浸かるようにしましょう。あるいはシッツバス（p.96を参照）もおすすめです。また、温かいおふろは全身の緊張を和らげ、不眠を解消してくれます。この場合、生ぬるいお湯をバスタブいっぱいに張り、就寝直前に入るようにします。入浴時間は30分以内に抑えましょう。

冷水浴

冷水浴は子供や高齢者、あるいは虚弱な人にはおすすめできません。どんなに元気な人にとっても、これは慣れるのに時間がかかるトリートメントなのです。基本方針は冷水シャワーと同じです。長い時間をかけて、徐々に免疫システムを強化し、体内循環を促進していきます。浴槽には冷たい水を張りますが、バスルーム全体の温度は温かくし、手が届くところに柔らかなタオルをたくさん置いておく必要があります。

冷水浴は本当に少しずつ体を慣らしていかなければいけません。人によっては、完全に慣れるまでに数週間、あるいは数カ月かかることもあります。まずは足首が隠れるくらいの冷水の中に立ち、その中を2、3分歩くようにしましょう。数週間経ったら、腰まで水の中に浸かり、さらに数週間後、今度は首まで浸かるようにします。腰や首まで浸かる段階にきたら、両方の腕と足を常に動かすようにしてください。いかなる場合でも、体がぞくぞくしてきたら簡単なエクササイズ（たとえば、その場でかけ足など）をして、すぐに体を温めるようにします。あるいは、冷水浴のかわりに、冷水のシッツバスを試してみるのもおすすめです（p.96を参照）。

熱浴

一般的な解毒を最も促してくれるのは、エプソム塩を使った入浴法です。なんとなく旧式なトリートメントに聞こえるかもしれませんが、これは非常にすぐれた洗浄力とリラックス効果を伴った入浴法です。エプソム塩に含まれるマグネシウムは全身を温めて疲れを癒す効果があるため、そのおふろに入ると、関節と筋肉の緊張がほぐれるのです。ただし、全身がただ温かくなるだけではありません。実際には非常に熱くなるため、次第に体温が上がり、汗を通じてたまっていた毒素が取り除かれるのです。

水に関するミニ知識

塩分の高い食生活は体内のカリウムのバランスを崩し、水太りやむくみの原因となります。また、高血圧や心疾患を引き起こすことも多いのです。

熱浴の入浴法

エプソム塩は薬局でも健康食品のお店でも手に入ります。通常、1袋2kg入りです。

エプソム塩1袋を全部お湯の中に入れます。全部溶かしきるには相当かきまぜなければいけませんが、入浴前に完全に溶かしておくことが大切です。どうしてもエプソム塩が手に入らない場合は、ひとにぎりのハーブか小さじ1杯のスパイス（しょうが、セージ、カイエンペパーなど）で代用することができます。これらは皆、体温を上げる効果があるのです。

入浴成分を入れたら、おふろには少なくとも15分間浸かるようにしてください。だらだらと汗をかきますが、これは解毒作用の一部です。

ヘチマスポンジ、またはバス・ミット（体を洗う手袋型のスポンジ）で体をマッサージすれば、熱の効果をより実感できます。いつものように、まず足元から始めて、両手で円を描くようにマッサージしましょう。両足、お尻と上がっていき、おなかはやさしいタッチで揉むようにします。胸以外の上半身、それに背中も手が届く限りの部分をマッサージしましょう。

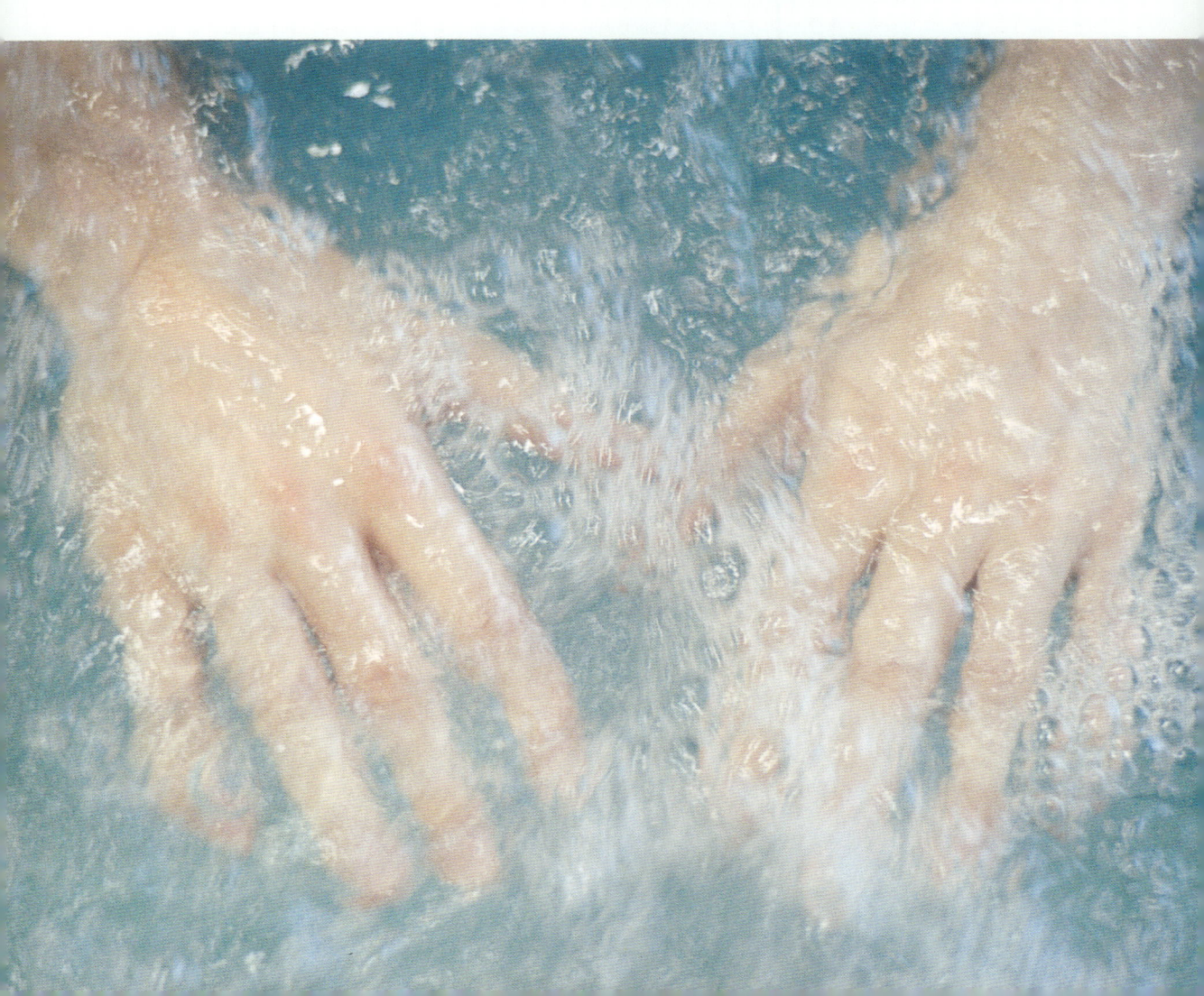

ムーア・マッド

泥を使ったトリートメントは、あまり魅力的とは言えないかもしれませんが、この世で一番歴史のあるものです。古代エジプトや古代ローマでは美容法として、またさまざまな病気治療法として、泥のパックが活用されていました。その後も同様のトリートメントが、主にヨーロッパのハイドロセラピー・スパにおいて提供され続けてきたのです。セラピーに使われる泥は、近くに鉱泉がある地域のものがほとんどです。泥に含まれた非常に高いミネラル成分は、常にその数々の驚くべき特性の筆頭に挙げられてきました。医学的見地からも、このミネラル成分の効能が次々と証明されているのです。

ナイトハルティング・ムーア・マッド

セラピー効果の高い泥の供給地として最も有名なのが、オーストリアのザルツブルグから約60キロ離れたところにある湿原地ナイトハルティング・ムーアです。考古学者によると、この土地の泥はケルト民族によって紀元前800年から利用されはじめ、その後古代ローマ人に受け継がれました。病気になったり傷を負った動物たちは——昔も今も——その泥のもつ癒しのパワーに引きつけられてこの地にやってくると言います。ドイツの物理学者パラケルスス（1493-1541）は、この土地の泥に「不老不死の薬」が含まれていると考えました。現在、ナイトハルティングにあるクリニックはヨーロッパ全土で大人気のため、一向に順番待ちが解消しないほどです。しかも、そこでの治療には健康保険が適用されるのです。

単に「ムーア」、もしくは「ムーア・ライフ」として知られるナイトハルティングの泥は、500人以上の科学者たちの手によって分析され、きわめて珍しい特質をもつ泥土だと断言されました。この湿原地があるのは、2万年前に氷河の作用でできた峡谷の盆地で、もともとそこは湖だったと言われています。この湖の水は一度も枯れることがなかったため、ナイトハルティングの泥は貴重な有機物、ミネラル分、微量元素のすべてを保ち続けてきたのです。その地層には、花のハーブ、種、葉、花びら、茎、実、根っこ、草など1000種類以上の分解された植物成分が豊富に含まれていると言われています。しかも、このうちの約300種類の成分は、医学的な特性が認められているのです。こういった植物の多くは今では絶滅しています。中には、絶対にこの土地でしか見ることのできない植物まで含まれていました。

ムーアを使っている人の話によると、この泥の効き目には3つのプロセスがあります。まず解毒作用を促し、次に心身共に癒しを与えてくれ、最後に体内システム全体を強化してくれるのです。医学的にも、ムーアには炎症を抑えると同時に収れん性を高める、という2つの特性があることが証明されています。このため、この泥はすぐれた解毒作用を発揮し、ニキビや湿疹、乾せんなどの皮膚疾患や、リウマチ、関節炎なども治療することができるのです。さらに、ムーアはホルモンの異常や不妊症、開いてしまった傷口の治療にも効果的です。

ムーアを使ったセラピーは、オーストリアのクリニックの他にも、アメリカとヨーロッパ全土で受けることができます。それに、ムーアの商品（クレンジング・バーやボディー・ローションなど）を購入し、自宅で使うことも可能です。中でも最も利用されている商品は、ムーア・バスとムーア・ドリンクと言っていいでしょう。「飲む泥」とは、どう考えてもおいしそうではありません。しかもこのドリンクは見た目も本当に泥みたいなのです！　そのうえ、はじめは強烈な臭いがするので、涼しい部屋に一晩おいてガス抜きをする必要があります。そうすることで臭いが嘘のように消え、無味無臭になってしまいます。その状態になったら、小さじ1杯分のムーアをコップ1杯の水と一緒に飲むか、またはフルーツと一緒に食べましょう。

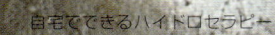

ムーア・バスの入浴法

ムーア・バス・トリートメントは、ガソリン缶のような大きな入れ物に入っています。どう見ても本物の泥にしか見えません。

ムーア・バス・トリートメントをおふろによく混ぜます。よく混ぜないと表面に小さな粒が浮き、効き目が弱くなってしまいます。

おふろの温度はぬるめを心がけ、熱くしないようにしてください。その中に少なくとも30分間つかり、必要ならばお湯をつぎたすようにしましょう。これは体を洗うための入浴ではありません。そのため石けんもシャンプーも使わないでください。洗顔、洗髪などの必要に応じて先にシャワーを浴び、それから泥のおふろに浸かってもいいでしょう。

ムーアはどんなタイプの肌にも効果を発揮します。ぜひムーアの入った泥水で顔を洗ってみてください。もちろん、髪にも試してみましょう。

入浴後タオルで優しく体を拭き、少なくとも30分は体を休めます。一番いいのは夜ムーア・バスに入浴し、そのまま寝てしまうことです。リラックス効果が高いため、入浴後は特にぐっすりと眠れるはずです。

海水成分によるトリートメント

イギリスでは、ムーア・マッドよりも死海の泥の方がよく知られています。といっても、ほとんどの人はそれを一種の美顔術として捕らえているだけのようです。クレオパトラはこの泥を「美顔に効くもの」として珍重するあまり、死海周辺地域を征服するよう恋人マーク・アントニーを説き伏せたとも言われています。そうすれば、死海の泥を彼からプレゼントしてもらえるからです。

一方、死海の泥のもつ高い治療効果も絶賛されています。ミネラル分たっぷりの死海の泥は「採取」され、ろ過されたあと、泥のままか、もしくは抽出後の鉱物塩という形のどちらかで包装されます。第2部（p.74-5を参照）でご紹介した主要ミネラル成分の他にも、この泥には亜鉛と銅という重要な成分が含まれています。特に関節炎の人はこれらの成分が不足気味のため、死海の泥によるパックや入浴が彼らにとって理想的な治療なのは言うまでもありません。さらに、死海の泥は乾せんや湿疹、ニキビなどの肌の不調にも効果的なうえ、炎症や腫れ、体のこわばりを抑える効果もあります。

死海のトリートメント用品の利用法

死海のトリートメント用品はかなり手広く扱われています。化粧品用とセラピー用の両方の商品が発売され、その中には洗顔料、保湿剤、シャンプー、ヘア・コンディショナー、石けん、バスソルト、ボディーラップ、ボディーローションなどが含まれています。中でも最高の美顔術としておすすめなのは、洗浄・引き締め共にすばらしい効果を発揮するフェイシャルマスクです。

セラピー用品の中で一番魅力的なのは、バスソルトとボディーラップです。バスソルトは、ムーア・マッドとまったく同じ方法で使用してください（p.90-91を参照）。バスソルトを溶かしたおふろも、やはり夜寝る前に入るのが理想的です。また、全身のボディーラップはセラピストにしてもらうのが一般的ですが（p.72を参照）、彼らが使用するのと同じ死海の泥を購入し、湿疹や乾せんなどの肌のトラブルに局所的に使うこともできます。さらに、死海の塩を使ってボディースクラブをすることも可能です。この場合、セラピストにやってもらっても、自分でやってみてもどちらもいいでしょう。

海藻のトリートメント

ハイドロセラピーやタラソテラピーを行うスパでは、海藻のラップが重要な役割を果たしています。海藻トリートメント用品も一般向けのものが数多く販売されていますが、特に解毒プログラムや減量プログラムを補助するものとしてすぐれた効果を発揮します。海藻は血行と免疫システムを促進するうえ、長期的には肌を引き締め、よりなめらかにしてくれるのです。

海藻のトリートメントを一番簡単に利用できるのは海藻風呂です。健康食品のお店で有機性の高い新鮮な海藻を買ってもいいし、あるいは既製の海藻粉末を買ってもいいでしょう。海藻はそれ自体に重要な栄養素——ミネラル分やビタミン、酵素、アミノ酸——がぎっしり詰まっているため、入浴している間にそれらの成分が私たちの肌に染み込んでくるのです。これまでご紹介した入浴法と同じく、この海藻風呂も体を洗うことが目的ではありません。もしどうしてもそうしたい人は、最初にシャワーで済ませ、それから温かい——熱くてはいけません——海藻風呂に少なくとも30分浸かるようにするといいでしょう。必要に応じて温かいお湯を足すようにしてください。入浴後はタオルで優しく体を拭き、そのまま少なくとも30分ほど体を休めます。あるいは夜寝る前に入浴し、すぐに就寝するのもいいでしょう。

クロレラやラセン藻といった海藻の抽出エキスは、ほとんどの健康食品店で手に入ります。これらを健康補助食品として、食事やスープ、サラダなどに少量ふりかけて食べるのもおすすめです。

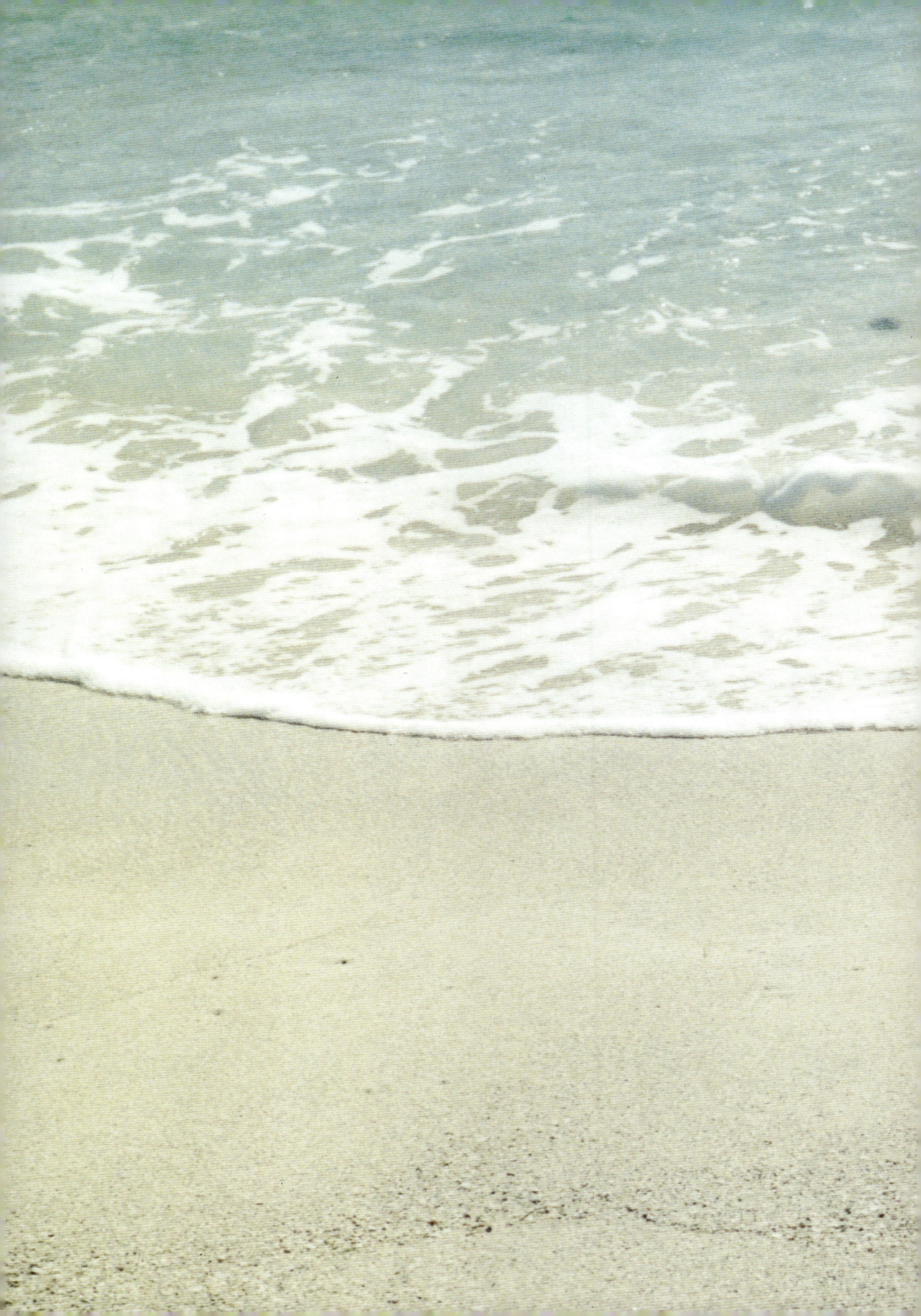

アロマセラピー・バス

最も感覚に訴える水療法のひとつに、アロマセラピー・オイルを使った入浴があります。温かなお湯が全身をほぐしてくれるだけでなく、オイルの成分が肌にすばらしい効果をもたらし、匂い立つような香りが心身を包み込んでくれるのです。すっきりと目覚め、やる気にさせてくれるシトラス。緊張を和らげてくれる花びらのエッセンス。エキゾチックでスパイシーな香りの媚薬……。このように、オイルの種類によってさまざまな効能を楽しむことができます。

アロマセラピー・オイルの最も一般的な利用目的はリラクゼーションでしょう。ほとんどのオイルには心身共にリラックスさせる効果があり、入浴時に使うと特にその効果がアップします。夜寝る前にアロマセラピー・バスに入ると、筋肉の緊張がほぐれ、頭痛や不安が和らぎ、ぐっすりした眠りが約束されます。不眠症とは無縁の人でさえ、ときには「夜中によく目がさめる」「眠ったような気がしない」といった感じに悩まされ、そのせいで疲労感やイライラをつのらせてしまうことがあるものです。結局、それが緊張性頭痛や一般的な体のうずき、痛みを招いてしまうのです。

注意：アロマセラピー・オイルには、妊娠中は使用しない方がいいものもあります。医師や助産士に相談してみましょう。

アロマセラピー・バスの入浴法

アロマセラピー・バスは、1日の終わりに心をなだめ、体をリラックスさせるにはもってこいの方法です。よい結果を得るために、心から楽しんで入浴するようにしましょう。

まず、できるだけ気持ちが落ち着くような環境をつくりましょう。バスルームを温め、入浴後のためにタオルも手近に用意します。また照明も重要です。できる限り明かりを落とすように工夫しましょう。なお、キャンドルの火にはすぐれた鎮静効果があります。アロマキャンドルはどこでも手に入るので、一度試してみてください。

浴槽にお湯を張ります（熱湯にする必要はありません。熱湯だとオイルが蒸発してしまいます）。用意ができたら、あなたの好みのオイルを5滴から10滴たらし、お湯をよくかき混ぜます。

少なくとも20分間はお湯につかり、リラックスしましょう。緊張をほぐすために音楽をかけるのもおすすめです。ソフトで心が落ち着く曲を選んでください。

おふろからあがり、大きくてあたたかなタオルを体に巻きます。ごしごし拭かずに、体をタオルでやさしく撫でるように拭きましょう。あるいはタオルを巻いたまま座り、水分が吸収されるのを待つのもいいでしょう。

バスローブかパジャマを着て、あたたかくリラックスした状態のまま、すぐにベッドに入ります。

リラクシング効果のあるエッセンシャルオイル

リラクシング効果のあるエッセンシャルオイルを使った入浴法は深く穏やかな眠りを約束してくれます。
ただし、そのままでは強過ぎるので、必ずベースオイルで希釈するか、バス用のアロマオイルを使用して下さい。

ラベンダー	ラベンダーは最も体にやさしいオイルのひとつで、希釈したものなら肌に直接つけることもできます（デリケートな子供の肌でも大丈夫です）。ラベンダーには、眠気を誘う、頭痛を和らげる、心身のストレスを軽くするなどの特徴があります。不眠に悩んでいる人は、枕にこのオイルを1滴ないしは2滴たらすか、こめかみ部分にやさしくつけてみるといいでしょう。
ネロリ	オレンジの花から抽出された、非常に甘く誘惑的な香りのオイル。一般的な鎮静効果がある一方、やる気を起こしたいときにも有効です。また、特に中高年層のお肌に効果的なオイルです。
サンダルウッド	温かみのあるウッディーな香りで、眠気を誘う、不安な気持ちを和らげるなどの特徴があります。男性の間ではフローラル系の香りよりも人気が高く、男性用トイレに使われることが多い香りです。

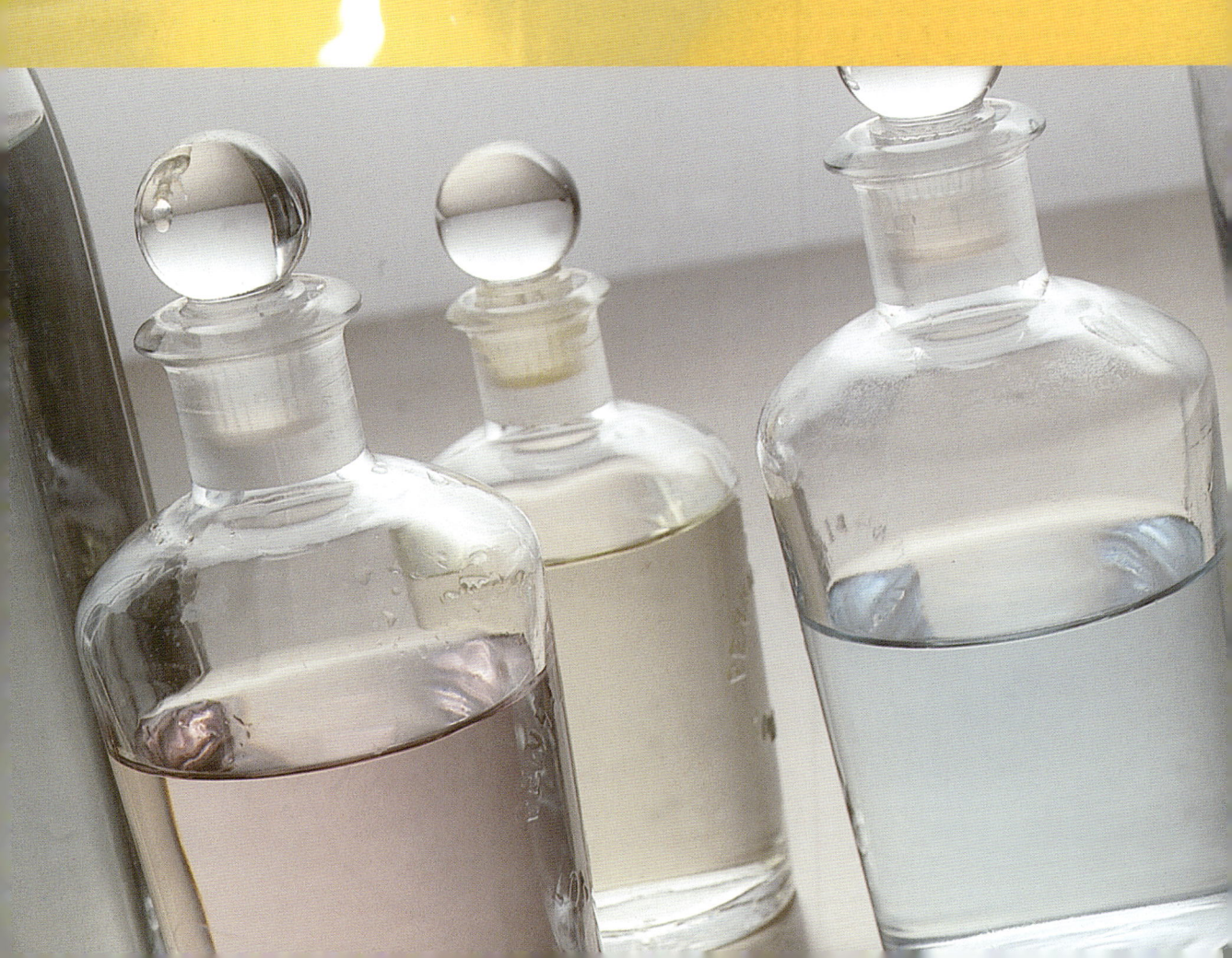

足のトリートメント、シッツバス（腰湯）、蒸気吸入

ぬるま湯または熱めの湯に足を浸すフットバス。簡単ですが、足やかかとの疲れを和らげてくれる効果的な方法です。ラベンダーかローズのオイルを1滴たらせば、より一層リラックスすることができます。フットバスは、他にもさまざまな症状緩和に利用されています。

マスタード・バスは昔ながらの入浴法ですが、ひどくならないうちに頭痛を治すにはおすすめのトリートメントです。熱めの湯を張った洗い桶に小さじ1杯のマスタード・パウダーを入れ、その中に足を浸し、同時に額には冷湿布を貼ります。できるだけリラックスし、そのまま20分から30分ほど足を浸し続けましょう。また、寝る直前に両手両足を冷たい水に5分間浸すだけで、不眠症に効果があると考えられています。

シッツバス（腰湯）

シッツバスも自分で好きなようにアレンジできる入浴法です。一般的な強壮効果があるうえ、腹部あるいは婦人科系の病気にも効きます。まず2つのボウル（たとえば大きめの洗面器、または赤ちゃん用の小さなおふろ）を用意し、そのうちの1つには非常に冷たい水を、もう1つにはがまんできるくらいの熱さのお湯を入れましょう（明らかにやけどしそうな熱湯は禁物です）。まず熱いお湯のボウルに座り、冷たい水のボウルにそのまま足を入れます。次に冷たい水のボウルに座り、熱いボウルに足を入れます。これを何度か繰り返し、最終的には冷たい水のボウルに座る形で終わるようにします。また、不眠症の人は、夜寝る前に冷たいシッツバスに浸かることをおすすめします。上半身は温かな格好をし、水中に座っているのは数秒間、最大でも1分間に留めなくてはいけません。その後すばやく体を乾かしたら、すぐに休むようにします。さらに意外なことに、冷たいシッツバスは花粉症による鼻づまりも緩和してくれます。

蒸気吸入

蒸気吸入は、鼻づまり、風邪の諸症状、蓄のう症を緩和する方法として有名です。ボウル1つとタオル1枚、それにやかん1個さえあれば、もちろん自宅でも手軽に行うことができます。鼻づまりを解消したい人は、お湯の中にユーカリのオイルを1滴か2滴たらすと非常に効果的です。

沸かしたお湯をボウルに入れ、オイルをたらし、そのボウルの上にかがみこんでみてください。このとき頭をすっぽりとタオルで覆うと、それが吸入用テントの役割を果たしてくれます。そしてかがみこんだまま深呼吸を数回繰り返し、立ちのぼる蒸気を吸入しましょう。ただし、このトリートメントはぜんそくには向きません。

水に関するミニ知識

イギリスは深刻な水不足に悩んでいます。このため、通常200年に1回しか起こらないはずの干ばつが、過去20年間で3回も起きてしまったのです。

水中ウォーキングのやり方

ハイドロセラピーの中でも、水中ウォーキングは非常に有名なトリートメントです。スパによっては、戸外にある冷たい小川の中をウォーキングできる所もあります。自宅ではバスルームを利用しましょう。

浴槽に冷水を張ります。いくつか氷を投げ込んでもいいでしょう。水の深さはちょうど足首が隠れるくらいが適当です。そのうち慣れてきたら、水の高さをふくらはぎまで上げましょう。

全身の力を抜き、あたたかな服装をして、ひざから下のものを脱ぎ、浴槽の中に立ちます。

その場で足ぶみします。上げた方の足がちゃんと水から出るように気をつけます。毎回、つま先、足の甲、かかとなどを意識しながら、足をまっすぐ下ろすようにします。おそらく最初は30秒ほどしか水中にいられないでしょう。でも何回か繰り返すうちに、2分から3分間は続けられるようになるはずです。

ウォーキングが終了したらタオルで足と足首を拭き、厚い（できれば、温めてある）靴下をはきましょう。それから10分ほど体を休めます。なお、就寝前にこのトリートメントを行い、そのあとすぐにベッドに入るのもおすすめです。水中ウォーキングは浅く途切れがちな睡眠や一般的な不眠症にすぐれた効果を発揮します。

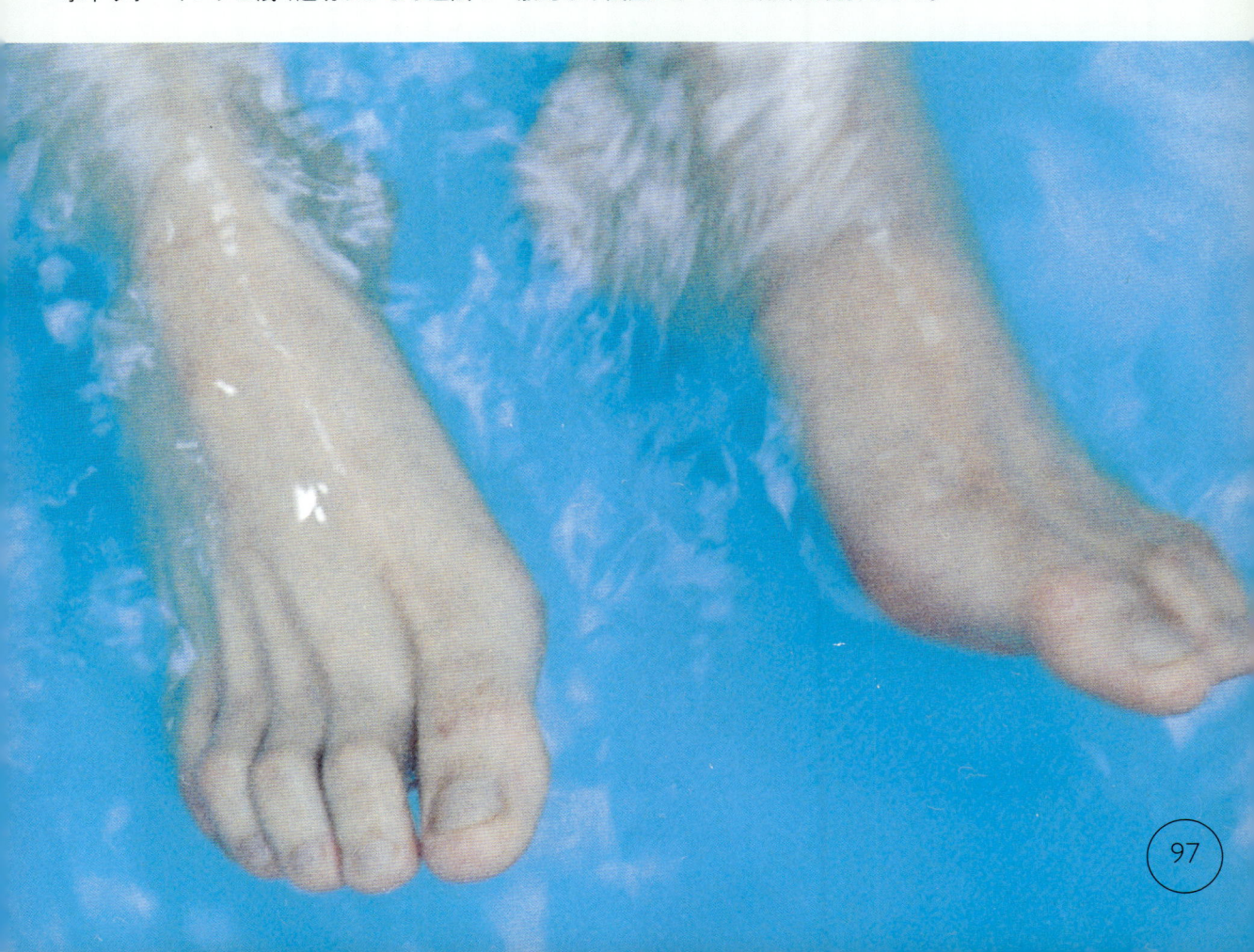

ハイドロセラピーで治療できる症状名一覧

ハイドロセラピーで治療できる症状は非常にたくさんあります。この表は、あなたが自宅で簡単にできる治療法を症状別にまとめたものです。でも、もし症状が深刻な場合、もしくは何の症状かわからなかったり、日常生活に支障をきたしている場合には、必ず医師に相談するようにしてください。ちなみに、ここに挙げたような症状が出たら、飲み水の量を増やすと効果的です。

ストレス、不安	水泳などウォーター・セラピー効果のある運動、サウナやスチームバスなどの温熱療法、フローテーション・タンク、ウォーター・マッサージなど、さまざまなハイドロセラピーのトリートメントで治療が可能です。
疲労、不眠症	明らかに、この2つの症状は切り離して考えることができません。朝は温冷シャワーを、夜は温冷シッツバスを試してみましょう。また温かいお湯に入浴するのも効果的です。特にムーア・マッド、あるいはラベンダーやローズなどのエッセンシャル・オイルを加えるといいでしょう。
性欲の低下、不妊症、インポテンツ	夜、冷たいシッツバスに入ることをおすすめします。効果抜群です！
頭痛、偏頭痛	熱いマスタード・バスに足を浸し、額に冷たい湿布を貼ります。湿布にはラベンダーオイルを1滴たらしてもいいでしょう。
風邪、インフルエンザ	のどや鼻のつまりには、ユーカリ・オイルを用いた蒸気吸入が効果的です。また、風邪のひきはじめにはサウナが効くこともあります。なお、日頃から温冷シャワーを浴びると免疫力がアップし、風邪をひきにくい体になります。
ぜんそく	定期的な水泳がおすすめです。ただし、平泳ぎは避けること。
リウマチ、関節炎、節々の痛み	水中エクササイズを定期的に行えば、関節のこわばりが和らぎます。また、炎症を起こした関節部に温パック（熱湯に浸して絞ったタオル）をじかに当てれば、腫れがおさまるはずです。死海バス、ムーア・バス、フローテーション・タンクも効果的です。

腰痛	フローテーション・タンク、ウォーター・マッサージ、ハイドロセラピー・バスがおすすめです。
激しい腹痛、血行不良	スキン・ブラッシング、ソルト・ボディー・スクラブ、温冷シャワーが効果的です。
高血圧	フローテーション・タンク、温冷シャワーが効きます。
生理不順、尿路感染	温冷シッツバスがいいでしょう。膀胱炎には、エッセンシャル・オイル（ラベンダー、ジュニパーベリー、ユーカリ、サンダルウッドのいずれか）を2滴たらしたアロマセラピー・バスがおすすめです。
便秘	温かいシッツバスが効果的です。
体液循環の滞り	ムーア・バス、死海バス、エプソム塩バス、あるいはエッセンシャル・オイル（ジュニパーベリー、ユーカリのいずれか）を2滴たらしたアロマセラピー・バスがいいでしょう。
セルライト	スキン・ブラッシング、温冷シャワー、スチームバス、エプソム塩バスが効果的です。
ニキビ	スチームバス、フェイシャル・スチーマー、フェイシャル・アフュージョンが効きます。
湿疹、乾せん	ムーア・バス、死海バス、エプソム塩バス、スチームバス、温冷シャワーがおすすめです。
局部的な痛み（歯痛、耳痛、ねんざを含む）	アイスパック（氷のう）を患部に当てましょう。
静脈瘤、痔	温冷シッツバスが効きます。

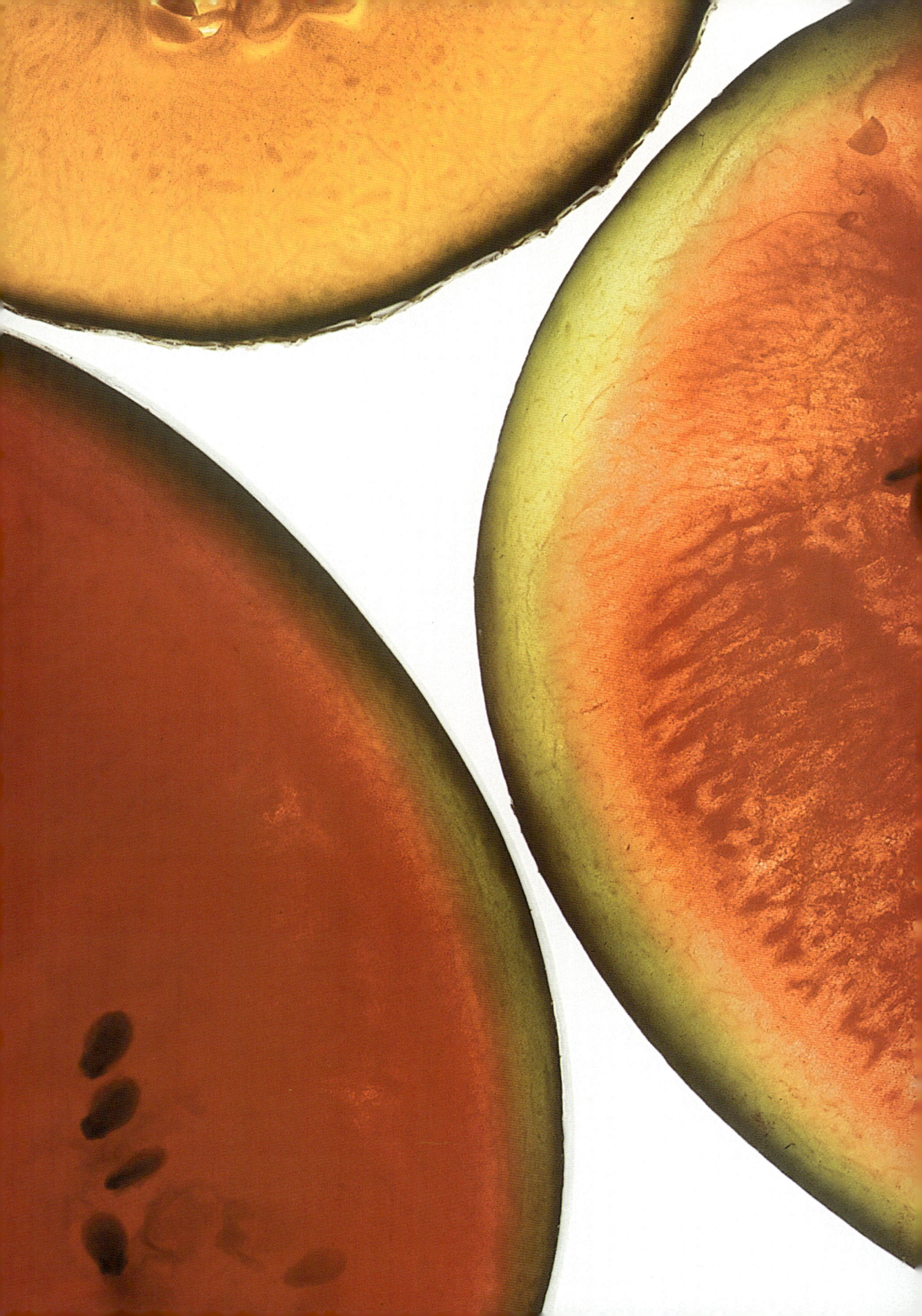

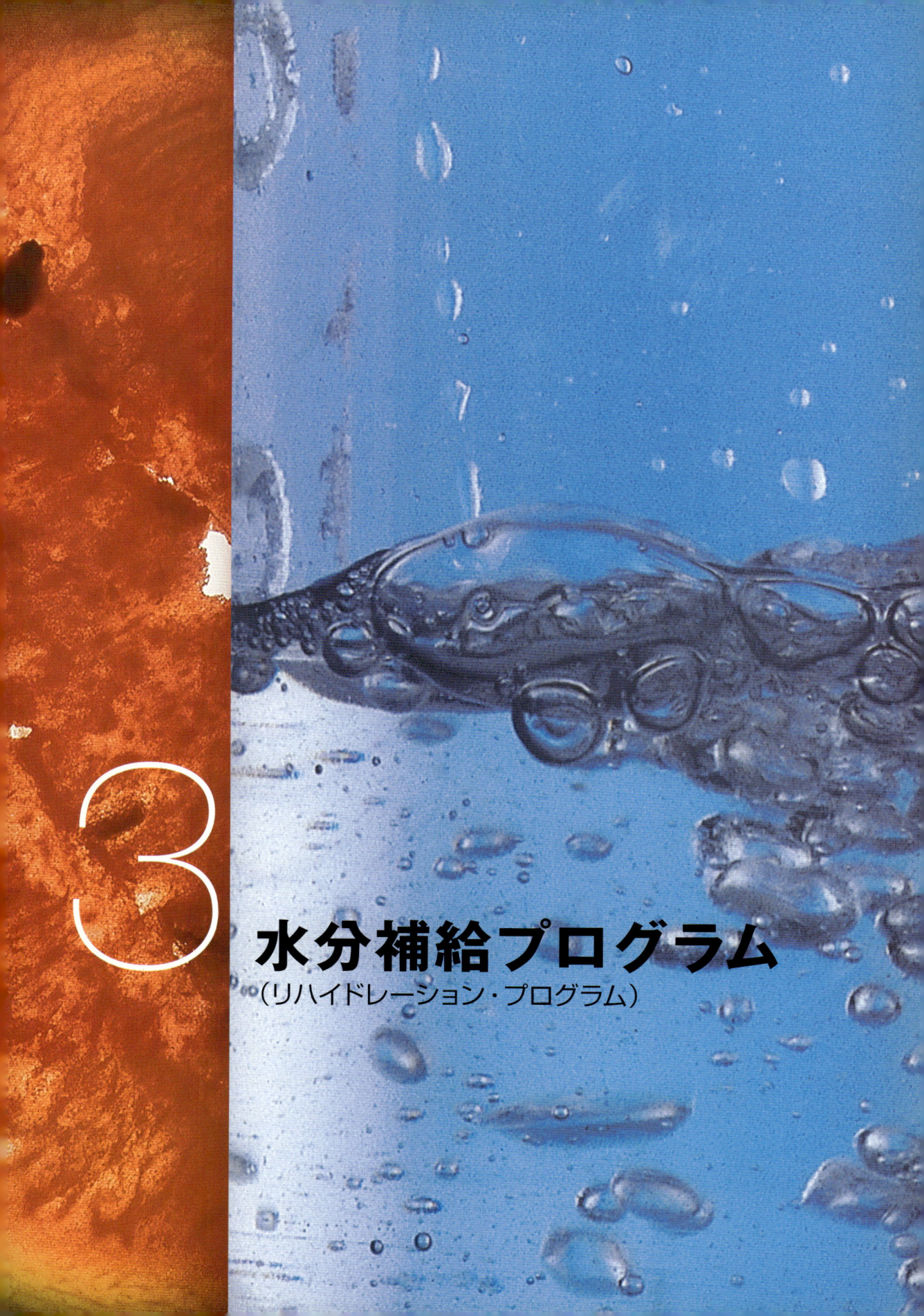

3 水分補給プログラム
(リハイドレーション・プログラム)

第6章　あなたのためのプログラム

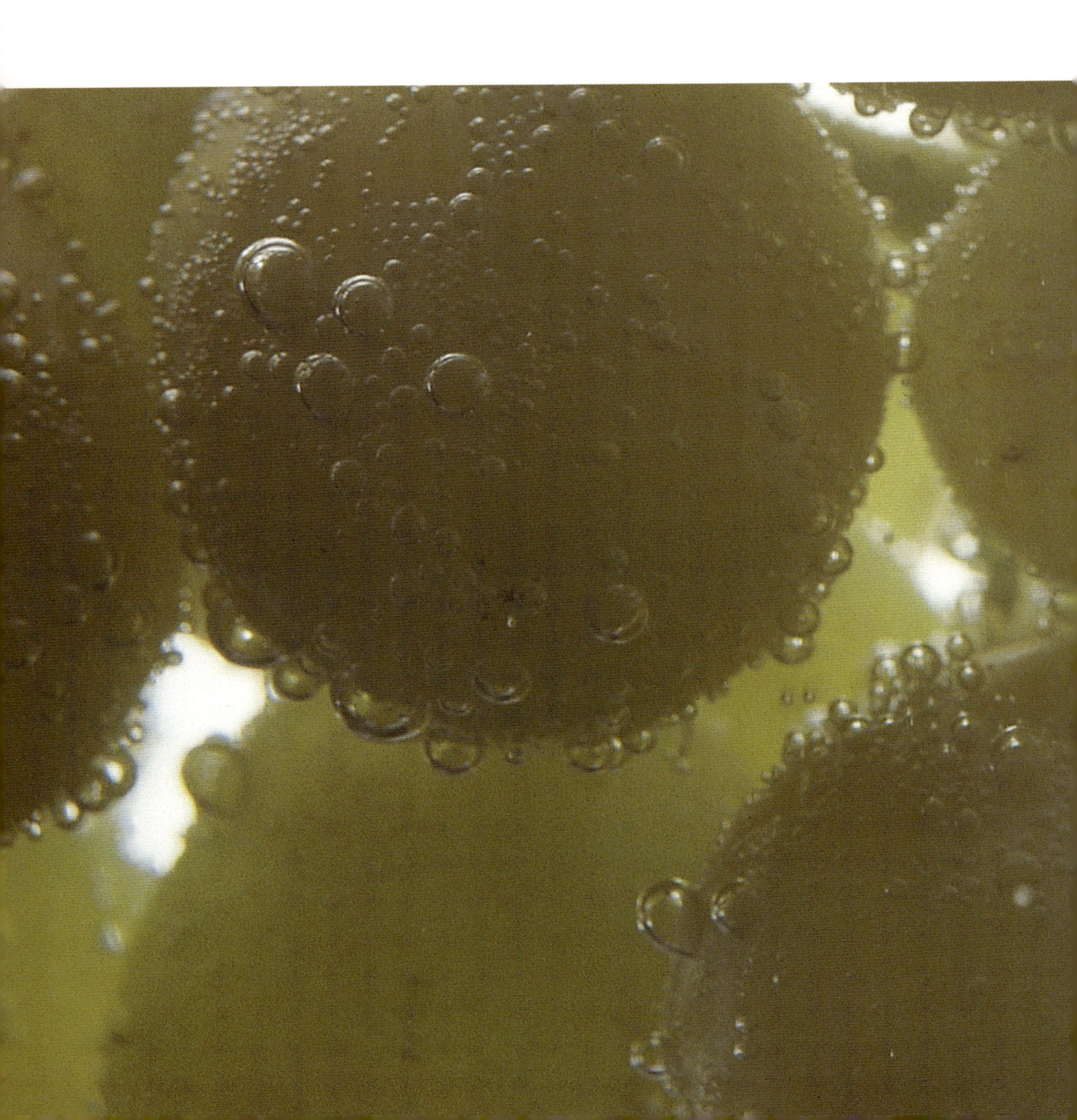

この章でご紹介する2つのプログラムは、それぞれ異なるやり方でリハイドレーション（水分補給）を促そうというものです。「週末デトックス・プログラム」は金曜日の夜から始め、日曜日の夜に終わるプログラム。そして「1カ月プログラム」はまるまる4週間続くプログラムです。どちらも体内の水分レベルを引き上げるプログラムには違いありませんが、週末デトックス・プログラムは、体内の洗浄力をぐんと高める食事とトリートメントをすることにより、体の毒素を取り除くことを目的につくられています。一方、1カ月プログラムは生活のあらゆる面（環境面も含めて）において、あなたの水分補給レベルを永続的にアップすることを目的としています。

　週末デトックス・プログラムは、時間とやる気があれば何度でも繰り返せます。「ちょっとやりすぎかしら？」と思うくらいに実践すれば、すぐれた解毒効果を得ることができるうえ、非常にリラックスした気分になれるプログラムです。一方、1カ月プログラムを実践しようとすると、どうしても時間的に拘束されてしまいます。しかし、ダイエットに集中する最初の1週間を除けば、非常に段階的で、日常生活に取り入れやすいプログラムと言えます。

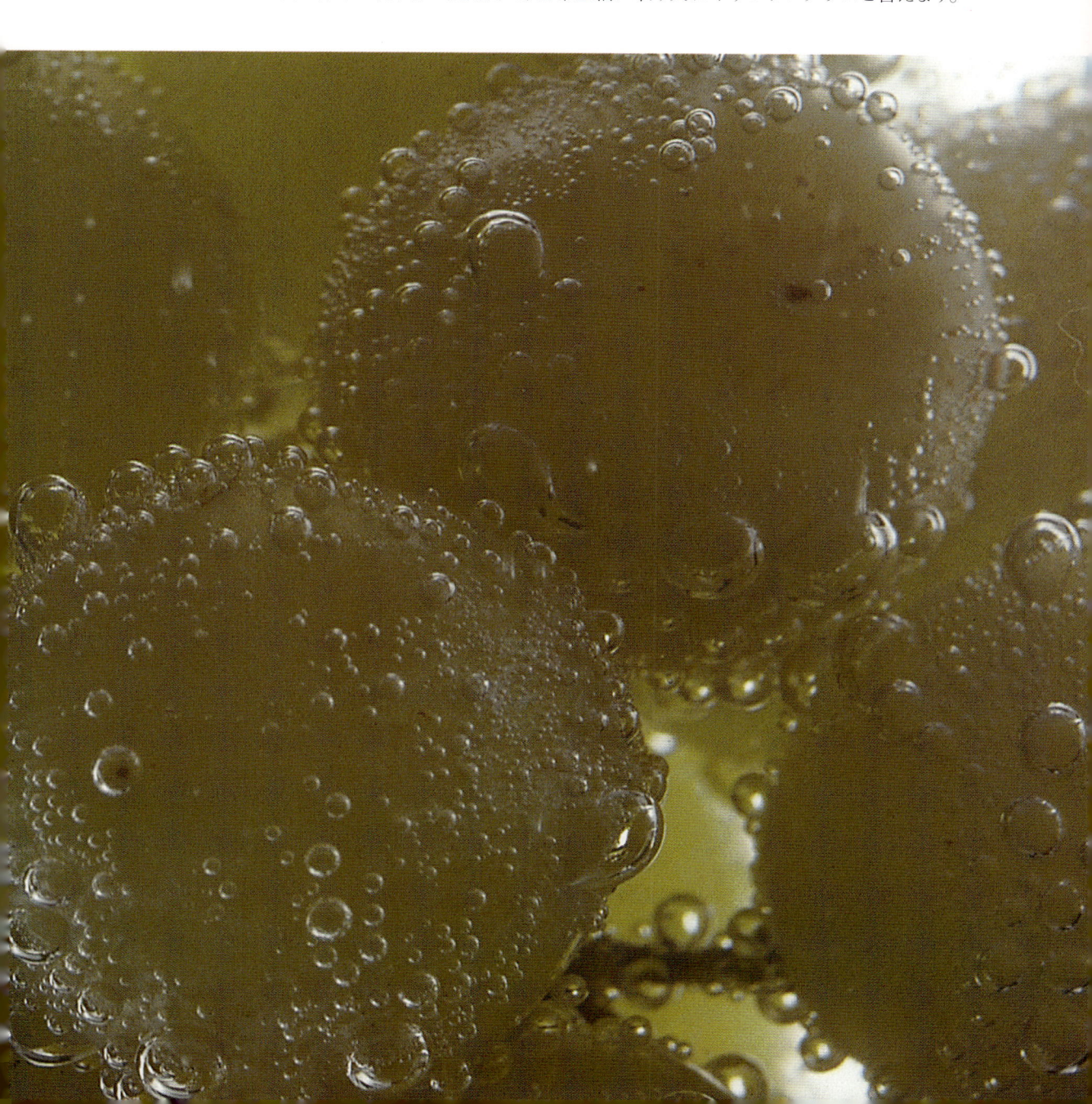

週末デトックス・プログラム

これは体内の解毒（デトックス）作用と水分補給の両方を促すプログラムです。暴飲暴食をしてしまったり、疲労やストレスを感じたとき、この方法を実行すれば、あなたの体は全面的に回復するでしょう。最高の結果を得るためには、このプログラムに没頭できる週を選ぶことが大切です。これはあなた一人の場合でも、友だちと一緒にやる場合でも同じです。くれぐれも、普段の週末の予定の中にむりやり組み込もうとしないように。そんなことをしたら、プログラムが正常に機能しなくなってしまうからです。

このプログラムの食事メニューは体内の洗浄効果を一気に促すものです。これにより、体内に蓄積された毒素が急速に排出されます。必ず1日の間に、少なくともプログラムの指示にある量の水を飲むようにしてください。そうすれば毒素が排出されやすくなり、大半の副作用を抑えられるはずです。

いかなる形の解毒作用であれ、体が長いことため込んできた毒素を排出しようとすると、私たちは例外なくその影響を感じることになります。理論上では、私たちの体は体内毒素による痛みを2回――体内に入ってきたときに1回、体内から出ていくときに1回――感じると言われています。この「痛み」は、頭痛から皮膚発疹、消化不良までさまざまです。しかし、このプログラムでは、体にやさしいトリートメントと毎日飲む大量の水のおかげで、これらの副作用を最小限に抑えることができます。うまくいけば、副作用を何ひとつ感じないで済むこともあるのです。「でもやっぱり頭痛がする」という場合でも、鎮痛剤は飲まないようにしてください。そのかわりもっとたくさん水を飲み、横になって体

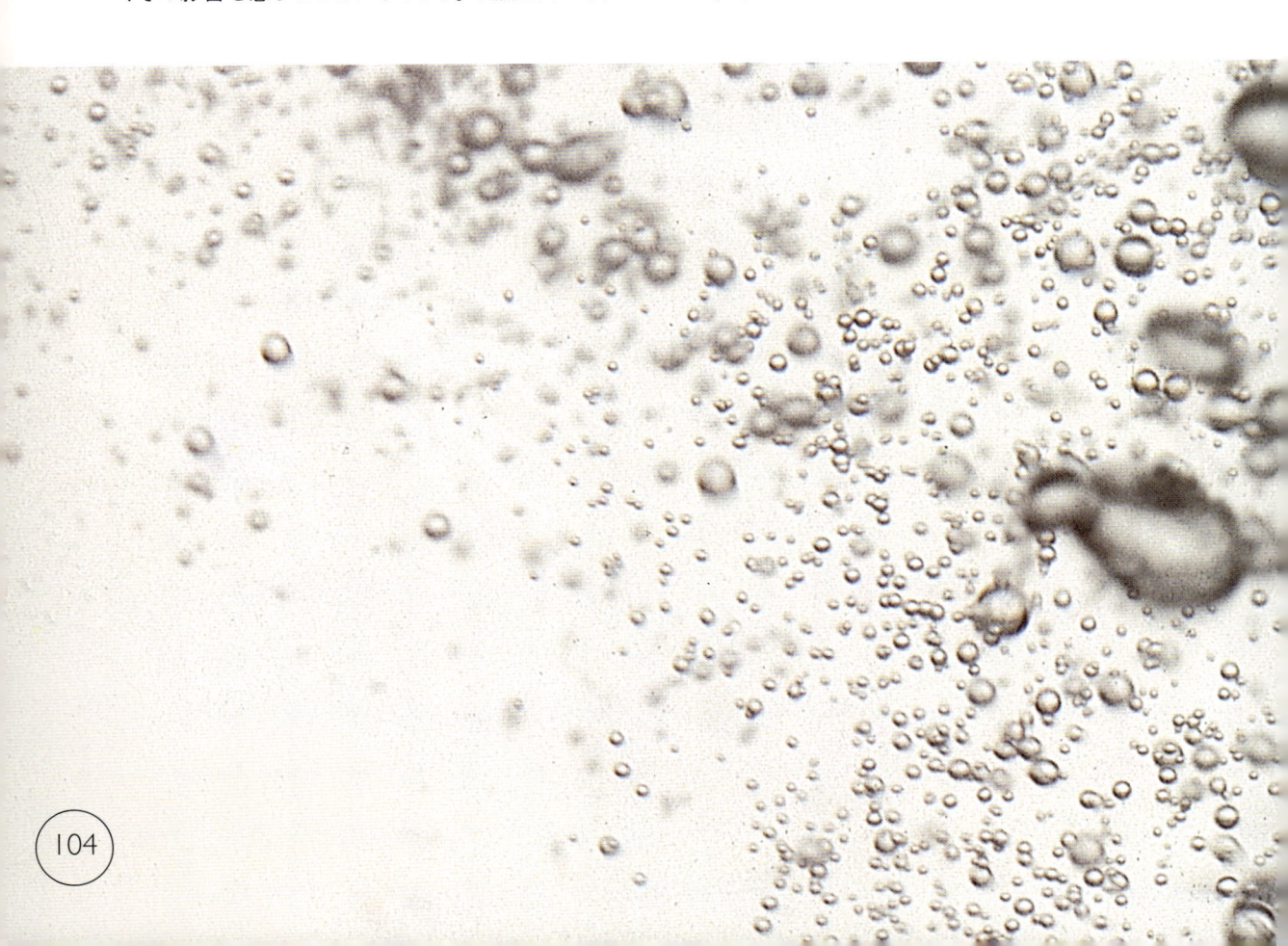

を休めることです。お望みなら、ラベンダーの湿布剤（p.112を参照）を使ってもいいでしょう。

実際、体を休めることは、この週末プログラムにおけるもうひとつの重要な要素です。なぜならゆっくり休養することで、体内の解毒作用が促進されるからです。十分な休みをとれば、あなたの体はきめ細かな洗浄作業に集中することができます。それにあなた自身もいつも以上にリラックスし、さわやかな気分になれるのです。このため、指示された就寝時間が早すぎるように思えても、必ずその時間に寝るようにしてください。

このプログラムではエクササイズも行います。金曜と土曜は心身共にリラックスするためのくつろぎを、そして日曜は新たな1週間を始めるためのエネルギーを与えるように考案された、非常に特殊なパターンのエクササイズです。

今週末は「やってはいけないこと」がいくつかあります。プログラムを正常に機能させるために、どうしても避けなければいけないことがあるからです。第1章でご紹介した飲み物——紅茶、コーヒー、発泡性清涼飲料、アルコール（p.20-22を参照）——はいっさい口にしてはいけません。これらの飲み物は水分補給のプロセスを妨げてしまいます。それに、肝臓に新たな毒素を送り込んでしまうため、体内にたまった老廃物を集中的に排除しようとするそのはたらきに歯止めをかけてしまうのです。

もちろんタバコも禁止です。普段吸っている人にとって、この週末は禁煙する絶好のチャンスと言えるでしょう。メニューに従い、高品質の食事を心がけてください。できれば有機栽培の食材を使うといいでしょう。

何はさておき、自分の体調を優先するようにしましょう。もし疲れを感じたら、たとえ日中だったとしても休めばいいのです。あなた自身のペースを守り、慌てないでじっくりとトリートメントを行ってください。これは、とびきりぜいたくな週末なのです。この慌ただしい世の中で、週末の時間をすべて自分のためだけに使えるのですから。どうぞその一瞬一瞬を楽しんでください。

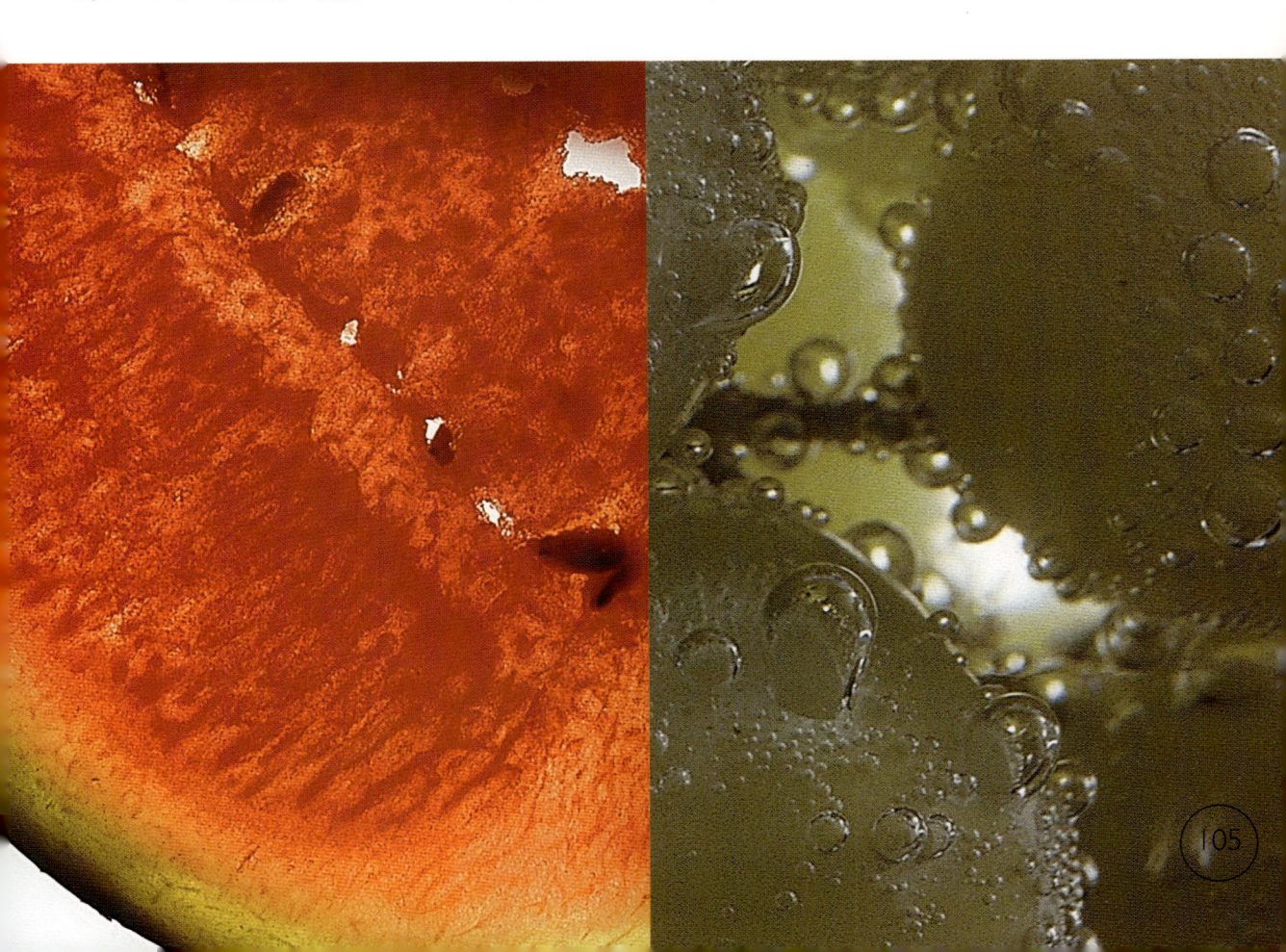

金曜日の夜

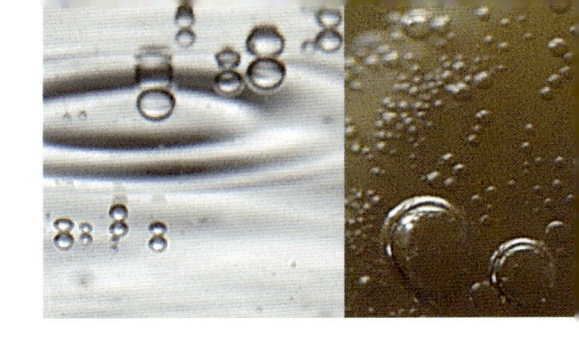

さあ、あなたのための週末の始まりです。ぜひとも、このプログラムから最大の成果を得るようにしましょう。今週末は友だちや知人との約束はしないように。小さな子供のいる人は、おじいちゃん、おばあちゃんか友だちの家に預かってもらいましょう。今週ずっと働きづめだった人は、頭を完全に切り替え、オフィスや仕事のストレスを忘れるようにしましょう。たっぷり休養しリラックスすればするほど、このプログラムの効果は上がるのです。

必要なものはすべて、前もって買いそろえておきましょう。週末用のレシピを確認し（水、ハーブ、調味料のチェックも忘れずに）、買い忘れのないように注意してください。他にも買い足さなければいけないものがたくさんあるはずですが（オイル類、岩塩、ボディーブラシ、入浴製品など）、これらもすべて事前に用意しておきましょう。

金曜日当日の開始時間は早いに越したことはありません。でも現実的に考えると、自分のことだけに集中できるようになるのは、おそらく夜6時か7時くらいのはずです。この週末に備え、金曜日は日中から普段よりもたくさんの水を飲むように心がけてください。このプログラムを始めるにあたって最初にすべきことは、まずコップ1杯分の水分補給です（なお、このプログラムに登場する「コップ1杯の水」とは、すべて分量250ミリリットルの、ろ過された水、または湧き水を意味します）。

この週末の食事メニューは軽く、消化によく、解毒効果のあるものばかりです。とはいえ、やはり食事時間も早いに越したことはありません。遅い時間に食事をとると、あなたの体は寝ている間に食べ物を消化することになってしまいます。ところが、本来ならその

金曜日の夜のスケジュール

金曜日の夜のスケジュールは次のとおりです。ただし、開始時間によっては、もちろんその後の予定をずらしていく必要があります。

午後6時	250 mlの水を飲みます。
午後7時	夕食
午後8時	250 mlの水をもう1杯飲みます。
午後9時	エプソム塩バスに入浴（p.88-9を参照）
午後10時	就寝（夜にホット・ドリンクを飲むのが好きな人は、ハーブティーを1杯飲みましょう）

時間は、あなたの体が水分補給と解毒に専念すべきときなのです。同様の理由から、食事終了後は少なくとも1時間（あるいはもっと長い時間）おいてから入浴するようにしましょう。おふろでリラックスし、タオルで体を拭いたら、湯冷めしないうちにベッドに入ります。実際、おふろはすこやかで深い眠りを約束してくれるのです。

夕食

今晩の夕食は、軽くて栄養のあるものでなければいけません。また、この週末の食事はすべて、塩分を控えなければいけません。なぜなら、塩分はすでにはたらき過ぎている腎臓に大きな負担をかけてしまうからです。ここでは例として2つのレシピをご紹介しておきましょう。1つは温かいメニュー、もう1つは冷たいメニューです。また、今晩のうちに明日の朝食「ミューズリー」（p.109を参照）の下ごしらえをしておきます。土曜日、日曜日の夜も、同じように翌朝の下ごしらえを忘れないように心がけましょう。

キャロット・スープ

非常においしく、体が温まる一品。寒い冬の晩などに最適のごちそうです。全粒パンと一緒に食べます。これは2人分のレシピです。でも、どうしても空腹がおさまらないようならおかわりしても構いません。あるいは、次の晩に備えて残りを冷凍しておくのもおすすめです。

にんじん　250g
じゃがいも　1個
水、または野菜ストック　500㎖
ガーリッククローブ（刻む）　1個
パセリ（生、刻む）　1枝
セージ、タイム（生、刻む）　小さじ1/2
野菜抽出物　小さじ1/2
カイエンペパー　1つまみ

にんじんとじゃがいもをこすり洗いし、乱切りにします。大きな鍋に水（または野菜ストック）と一緒に加えて煮立たせます。刻んだガーリックとすべてのハーブ、野菜抽出物、カイエンペパーを入れ、20分間煮込みます。なめらかになるまでフード・プロセッサーにかけ、再加熱し、器にそそぎます。

スーパー・サラダ

これも2人分（あるいはおなかがすいて仕方がない人1人分）のレシピです。このサラダにはビタミンとミネラルがぎっしり詰まっています。でも、色が悪くなってしまうので作り置きはやめましょう。全粒パンと一緒に食べます。

ルッコラ　50g
クレソン　50g
マーシュ（またはたんぽぽの葉）　50g
レッド・オニオン（薄切り）　1/2個
アボカド（皮をむき、種をとり、薄切り）　小1個
ごま、ひまわりの種（炒る）　25g

ドレッシング

オリーブオイル　大さじ1
粒マスタード　小さじ1
レモン汁　小さじ1
塩　1つまみ（もしくは、入れなくてもよい）
ブラックペパー　1つまみ

ルッコラ、クレソン、マーシュは洗って水気を切り、手でざっとちぎって大きなサラダボウルに盛りつけます。レッド・オニオン、アボカド、ごま、ひまわりの種を加え、和えます。ドレッシングの材料を容器に混ぜ合わせ、よく振ってからサラダにかけます。

土曜日の午前中

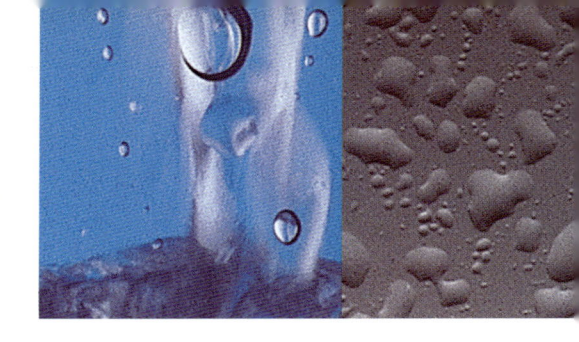

エプソム塩バスの入浴後、たっぷりとった睡眠時間のせいで、今朝のあなたは爽快な気分で目覚めたにちがいありません。今日の午前中は、まずリンパ系を刺激する軽いエクササイズをこなしたあと、肌の老廃物をもっと取り除くためにソルト・ボディー・スクラブをします。体内の水分補給を促すために、飲む水の量をさらにふやし、軽い昼食をとりましょう。

土曜日の午前中のスケジュール

起床時間にもよりますが、大体のスケジュールは次にあげるとおりです。

午前8時	朝起きたら、できるだけすぐに250mlの水を飲みます。これは腎臓と肝臓の解毒作用を促すためです。
午前8時30分	朝食前のエクササイズはいつでも効果的です。体にやさしいヨガのポーズ(p.108-9を参照)をとったあと、コップ1杯の水をもう一度飲みましょう。
午前9時	ソルト・ボディー・スクラブ(p.84-85を参照)をし、30秒から60秒かけて冷たいシャワーを浴びます。タオルで体を拭いたら、あたたかなバスローブを羽織りましょう。
午前9時30分から午前10時	もう一度コップ1杯の水を飲み、朝食をとります。その後は少なくとも1時間体を休めましょう。
午前11時	ハーブティー
午前11時30分	コップ1杯の水をもう一度飲みます(まだ飲めるようなら、どんどんおかわりしましょう)。
午後0時	昼食

ストレッチ・ヨガ
トライアングルのポーズ

1. 90センチの間隔に足を開き、背筋をまっすぐ伸ばし、肩の力を抜いて立ちます。息を吸いながら両手を前方に肩の高さまで上げ、右ひざを曲げながら、右足に重心をかけます。このとき左足はまっすぐに伸びたままです。

2. そのままの姿勢で息を吐きながら上体を右に倒し、右手で右足をつかむようにします。このとき、できるだけ右足の下の方をつかむようにしましょう。ただし、体が痛くならない程度で構いません。

3. さらに指先が天井を指すように左手をまっすぐに上げ、その指の向こう側にある天井を見上げるようにしましょう。天井を見つめながら通常どおりの呼吸をします。そのままの姿勢をできるだけ長く(3分間まで)保ったあと、反対側も同じ動作を繰り返します。

コブラのポーズ

1. うつ伏せになり、両足を揃えます。両手の手のひらを肩の下あたりの床につけ、ひじは立てて脇につけておきます。息を吸いながら頭をもちあげ、肩、胸の順番で上体をそらしていきます。両腕で体重を支えながら、できるだけ頭をうしろへそり返します。

2. 息を吐きながら、さらに背筋の下の部分まで十分に伸ばします。その姿勢を保ったまま何回か呼吸を繰り返したあと、息を吐きながら上体をゆっくりと元に戻します。

肩倒立のポーズ

1. 仰向けに寝て、両足を揃え、両手を伸ばして体の脇に揃えます。息を吸いながら、両足をゆっくりと（ひざを曲げないで）引き上げていきます。

2. 息を吐きながら、両手を腰にあてがい、腰を床から持ち上げていきます。両足を天井に向けてまっすぐに立てていき、倒立をします。横から見たときに、背中から足にかけての線が1本のきれいな直線になるといいでしょう。そのままの姿勢を保ちながらできるだけリラックスし、普通に呼吸を繰り返します。

3. お望みなら、この肩倒立のポーズから鋤のポーズへと移行することもできます。両足をゆっくりと頭越しにもっていき、ついには足先が床にふれるようにします。このとき、床についた足先をできるだけ前方へ伸ばすようにすると理想的です。今度はその姿勢を保ちながらリラックスしましょう。その後、最初の仰向けのポーズに戻ります。

4. 少なくとも5分間、体を休めます。

ビルヒャー・ベナー・ミューズリー

ここでご紹介するのは、スーパーなどによくあるタイプ（穀物がやたらとたくさん入っているミューズリー）とはまったく違うものです。そのかわり、このミューズリーには果物がたくさん入っています。これは、医師および自然療法家として20世紀はじめに名を成したスイス人医師、マックス・ビルヒャー・ベナーによって考案されたメニューです。

ポリッジオート　大さじ2
レーズン　大さじ2
フルーツジュース（りんご、またはパイナップル）
　大さじ4
りんご、または洋ナシ　1個
バナナ　1本
ナッツ（刻む）　大さじ1
しょうが（おろす）　小さじ1/2

味つけ用
ナチュラルヨーグルト　大さじ2
はちみつ　小さじ1

金曜日の夜に、ポリッジオートとレーズンをフルーツジュースに浸しておきます。翌朝、すりおろしたりんご（または洋ナシ）、薄切りにしたバナナ、ナッツとしょうがをこれに加えて混ぜます。食べるときにはお好みではちみつを加え、ヨーグルトをトッピングしましょう。

ランチ

昼食には、金曜日の夕食のメニュー（スープかサラダ）のどちらかを食べます（p.106-7を参照）。もしくは、土曜日の夕食のメニューのどちらかでも構いません（p.112-13を参照）。

水分補給プログラム

土曜日の午後

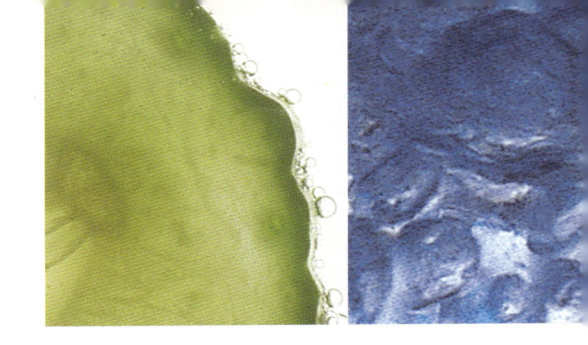

昼食をとったら、少なくとも1時間は休憩しましょう。くつろいだり、本を読んだり、疲れているなら昼寝をしてもいいのです。土曜日の午後は、フェイシャル・スクラブ（今朝よりも穏やかなソルト・ボディー・スクラブ）に挑戦です。引き続きたくさんの水分をとらなくてはいけません。おやつには、ぜひみずみずしい果物を食べてください。特にメロン、スイカ、ぶどう、りんご、洋ナシなどがおすすめです。果物は、常に熟したものを食べるようにしましょう。熟れた果物はみずみずしいだけでなく、甘くて最高においしいのです。今日の夕食は早めにとりましょう。そうすれば、夜のスケジュールが始まる前に、たっぷりと消化時間をとることができます。

土曜日の午前中のスケジュール

午後2時	コップ1杯の水を飲みます。特に昼寝をした人はたくさん飲みましょう。この時間は、集中力とエネルギーレベルが下がったと感じる人が多い時間帯なのです。
午前2時30分	フェイシャル・スクラブ（p111を参照）
午後3時	果物のおやつ
午後4時	もう一度コップ1杯の水、あるいはハーブティーを飲み、夕食の準備の時間までゆっくりと過ごします。

体調の変化

この時点で、あなたの体は水分補給と解毒作用にほぼ24時間費やしたことになります。ひょっとすると、あなたは次に挙げるような体調の変化を感じはじめるかもしれません。

のどや鼻のつまり：風邪のような症状が出るかもしれませんが、心配する必要はありません。むしろこれはよいサインです！　あなたの体は呼吸器系を通じて毒素を排出しているのです。体を休め、さらに水を飲みましょう。お好みで、ユーカリのオイルをたらして蒸気吸入をするのもいいでしょう。

疲労感：疲労感に襲われてもまったく心配することはありません。眠くなったら昼寝をしましょう。果物に含まれる糖分は、あなたの体のエネルギーを回復してくれるはずです。

頭痛：この頭痛は、紅茶やコーヒーを飲み過ぎたとき、あるいはタバコを吸い過ぎたときに感じる頭痛と非常によく似ています。これはそういった嗜好品に対する禁断症状なのです。体を休め、さらに水を飲み、ラベンダーオイルでこめかみをマッサージしましょう。

フェイシャル・スクラブのやり方

スクラブにはきめの細かい塩を使いましょう。塩ひとつまみとオリーブオイル大さじ2杯(またはセサミオイル)を混ぜ合わせて使うと、肌に栄養を与えることができます。香りを楽しみたければ、お好みでローズ(またはラベンダー)オイルを1滴だけ加えましょう。

1. ボウルの中ですべての材料を混ぜ合わせます。

2. お湯に浸した手ぬぐいを使って顔とのどを湿らせます。まだ湿り気があるうちに、スクラブ剤を肌に揉み込んでいきます。まずのどもとからあごにかけての部分を、両手の人差し指と中指の指先で小さな円を描くようにマッサージしましょう。中心部分から始め、徐々に両脇へいくようにします。

3. 顔全体にスクラブ剤を塗ります。ただし目のまわりは避けてください。あご先から耳にかけての輪郭に沿って、同じく小さな円の動きでマッサージします。

4. 今度は中指だけで小さな円を描きながら、眉間から髪の生え際までまっすぐ上にいき、生え際に沿いながらこめかみまで下がってきます。もう一度この動きを眉間からこめかみまで繰り返します。最後は眉毛の上の方をこめかみに向かってマッサージします。

5. 今度も中指だけを使い、鼻の上から下までをマッサージしながら角質を取り除いていきます。鼻の中心から始めて鼻の脇までたどりついたら、今度は鼻の脇から鼻の中心に戻るようにします。これを合計3回繰り返します。

6. 次に鼻の下から始め、唇のまわり、あご全体をマッサージしていきます。

7. 最後にまた両手の人差し指と中指で小さな円を描きながら、頬全体のスクラブを行います。頬骨に沿って、鼻から耳へ広がるように動かしましょう。毎回、最初より少し低い位置からマッサージを始めるようにして、頬全体の角質を取り除きます。

8. 顔全体に生ぬるいお湯のシャワーを浴び、スクラブ剤を洗い流します。顔の筋肉の緊張がほぐれ、肌は柔らかくなったうえに輝きを増しているはずです。

水分補給プログラム

土曜日の晩

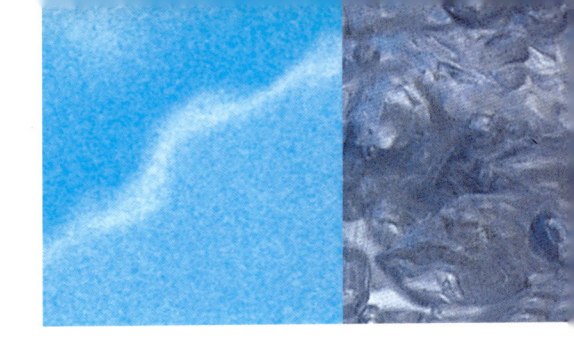

昨日の同じ時間に比べたら、あなたの体はずっとリラックスし、きれいになっているはずです。解毒作用と水分補給のプロセスは今や進行中。今夜のバス・トリートメントで、そのいきおいをさらに加速させましょう。今夜も早く寝るようにしてください。できれば入浴後すぐにベッドに入ることをおすすめします。こうすると、体内器官は重要な仕事に専念できるのです。

もし頭痛がしても鎮痛剤は飲まないようにしてください。そのかわりにラベンダーの湿布剤を使うといいでしょう。清潔な綿のガーゼを冷水に浸し、その中にラベンダーのエッセンシャル・オイルを4滴加えます。2、3分そのまま浸したら、ガーゼを絞り、額にあてます。そのまま横になり、心身をリラックスさせましょう。ラベンダー以外にもローズ、ペパーミントのオイルが頭痛に効きます。

今晩も夕食は早めにとりましょう。今晩向けのメニューから1つ選ぶか、または昨日と同じメニューを繰り返しても構いません。「レンティルとセロリのスープ」を2人分つくり、日曜日のためにとっておくのもいいでしょう(もちろん日曜日は別メニューにしても構いません)。デザートに何か甘いものが欲しかったら、もっと果物を食べましょう。明日の朝のミューズリーの下ごしらえをお忘れなく。

土曜日の晩のスケジュール

午後5時30分	夕食の準備の間に、コップ1杯の水を飲みます。
午後6時	夕食
午後7時	入浴前にもう一度コップ1杯の水を飲みます。寝る直前に水を飲むとトイレが近くなるという人は、これを今日最後の1杯にしましょう。
午後8時	ムーア・マッド・バス(または海藻バス、死海のソルトバス)に入浴(p.90-93を参照)。少なくとも30分、できれば1時間浸かり、必要に応じてお湯をつぎ足します。石けんや洗浄剤はいっさい使わないように。髪を洗いたい場合は、最初にシャワーで済ませましょう。入浴後、皮膚からミネラル分を全部奪ってしまわないように、タオルで体をごく軽く拭きます。こうすれば、皮膚は今晩一晩かけて、海のミネラル分を吸収することができるのです。
午後9時30分	(任意で)今日最後のコップ1杯の水、またはハーブティーを飲みます。
午後10時	就寝

チリトマトソースのパスタ

チリは体温を上げる性質をもっていますが、このメニューではヨーグルトをたくさん加えることで、その効果を抑えます。ソースは3人から4人分の分量ですが、冷蔵庫に保存してあとで使うことも可能です。お好みで、グリーンサラダを添えて食べましょう。

タマネギ　1個
赤とうがらし　1本
ガーリッククローブ　1個
オリーブオイル　大さじ2
トマト（水煮）　1缶
トマトピューレ　大さじ2
塩　ほんの1つまみ
ブラックペパー　少々

味つけ用（1人分）
全粒パスタ　75g
ナチュラルヨーグルト　大さじ2から4

タマネギ、赤とうがらし、ガーリッククローブを刻み、オリーブオイルで軽く炒めます。タマネギがしんなりしてきたらトマト、トマトピューレ、塩、ブラックペパーを加えます。その間に熱湯を沸かし、塩をひとつまみ入れ、パスタをアルデンテに茹であげましょう。パスタを皿に盛りつけ、ソースをかけ、その上にヨーグルトをかけて食べます。

レンティルとセロリのスープ

ここでご紹介するのは4人分のスープです。残りは明日食べることもできるし、冷蔵庫で保存してあとで使うこともできます。全粒パンと一緒に食べましょう。

タマネギ　1個
セロリ　3本
ガーリッククローブ　1個
オリーブオイル　大さじ2
レッド・レンティル　175g
野菜のスープストック　1.2ℓ
カイエンペパー　小さじ1/2
塩　ほんの1つまみ
ブラックペパー　少々

味つけ用
ナチュラルヨーグルト　大さじ1

タマネギ、セロリ、ガーリッククローブを刻みます。油で熱した鍋に入れ、タマネギがしんなりするまで炒めます。レンティルとスープストックを加えて煮立たせたら、そのまま20分間ぐつぐつと煮ます。味見し、必要に応じてカイエンペパー、塩、ブラックペパーを入れます。できあがりにヨーグルトをかけて食べましょう。

日曜日の午前中

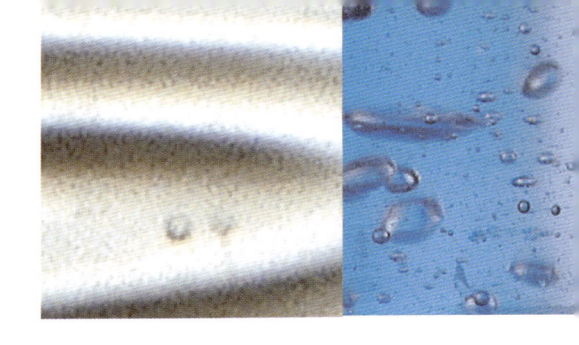

コップ1杯のホットウォーターで1日を始めましょう。白湯(さゆ)でもいいし、お好みでレモンを絞って味つけしても構いません。甘いのが好きな人は、有機栽培のはちみつを小さじ1杯たらしましょう。ベッドの中で飲んでも、静かに座って飲んでもいいでしょう。穏やかな気持ちで今日という日をスタートさせるのです。ハイドロセラピー・シャワーとスキン・ブラッシングの前に、土曜日の朝にやったエクササイズをして、体も心もしっかり目覚めさせましょう。ただし、気分によって、今日のエクササイズに後述のようなアレンジ(p.115を参照)を加えてみるのもいいでしょう。エクササイズ終了後、もう一度コップ1杯分の水を飲みましょう。先ほどのホットウォーターでも、冷たい水でもどちらでも構いません。

今日、あなたはふと地元にあるプールかスポーツクラブに行ってみたくなるかもしれません。これはとてもいいことです。特にその場所にスチームバスかサウナがあれば申し分ありません。午前中に出かけ、エクササイズのクラスに参加したり(ただし激しすぎるエクササイズは禁物です)、泳いだりしましょう。そのあとスチームバスかサウナに入れば、自宅でのエクササイズとハイドロセラピー・シャワーの代わりになります。この場合、ボディーブラシを持参し、スチームバスかサウナに入る前にスキン・ブラッシングを行います。

午後に外出した場合は、水泳だけこなすようにしましょう。もし可能なら、マッサージ——特にリンパ系の解毒作用に効くマッサージ——か、海藻または泥のトリートメントを受けます。何もする気になれなければ、朝食後にあなたのお気に入りの場所へ散歩に出かけましょう。郊外や公園でもいいですが理想的なのは海辺です。なお疲労が激しいようなら、次に挙げるスケジュールをこなすだけにして、できるだけ体を休めるようにしてください。それが今のあなたにとって一番必要なことなのです。

日曜日の午前中のスケジュール

午前7時	大きめのカップ1杯分のホットウォーターを飲みます(お好みでレモンかはちみつ、あるいはその両方を加えても構いません)。飲みながら少しの間体を休めます。
午前7時30分	ストレッチ・ヨガ(p.108-9を参照)
午前8時30分	次のトリートメントの前に、ホットウォーターか冷たい水をもう1杯飲みます。このときに朝食をとっても構いませんが、少なくとも1時間おいてから、次のトリートメントにとりかかるようにします。
午前9時	スキン・ブラッシング(p.82-3を参照)と温冷ハイドロセラピー・シャワー(p.86を参照)。終了後、少なくとも30分間の休憩をとり、再びコップ1杯の水を飲みます。
午前10時	朝食(昨日と同じメニュー)
午前11時	コップ1杯の水をもう一度飲み、散歩に出かけましょう。そのあとは昼食まで体を休めます。

ヨガ

昨日と同じように、「トライアングルのポーズ」と「コブラのポーズ」から始めます。それから「背筋ひねり」「犬のポーズ」「鍬のポーズ」（または「肩倒立」）と続け、最後に「ネコのポーズ」で締めくくります。すべてやり終えたら横になり、少なくとも10分間は体を休めましょう。

背筋ひねり

1. その場に座って背筋をのばし、両足をまっすぐ前に投げ出します。左足を右足の上にもってきて、そのかかとが右足のひざのとなりにくるような形で組みます。

2. 右手を左足のもものにのせ、上半身を左向きにねじります。ちょうど背骨を中心に体をひねっているような感じです。左手を体のうしろについてバランスをとり、呼吸は普通にしながら、そのままの姿勢を少なくとも1分間は保ちます。反対側も同じ動作を繰り返します。

犬のポーズ

1. 両足を揃えてまっすぐ立ち、両腕を高く上げ、指先を天井に向けてまっすぐ伸ばします。

2. 背中をまっすぐに保ち、両腕はぴんと伸ばしたまま、上半身を前方へかがめていきます。体が90度に折り曲がったら、両手を床に近づけるようにして、さらに体を折り曲げます。

3. 両手を床につきます（必要に応じてひざを曲げても構いません）。さらにその両手を前にずらし、腕や足がそれぞれまっすぐ伸びるようにします。つまり、横から見たときにお尻が頂点にくるような三角形を作るのです。首の筋肉をリラックスさせ、普通に呼吸しながら、そのままの姿勢を1分間保ちましょう。

4. その後ひざを曲げ床につき、背中をゆっくりと持ち上げてきます。最終的には、正座した状態になっているはずです。

ネコのポーズ

背中に痛みがある人は、最後の動きは省略しましょう。

1. 正座の姿勢から上体を前に倒し、両腕を肩幅の広さに開いて、両ひざの前の床につきます。首と背骨が長い1本の線でつながっているようなイメージを思い浮かべてください。背中はまるでテーブル面のようにまっすぐに伸びるはずです。

2. 息を吸って吐きながら、両腕はそのままで上体をかがめます。おへそが上から引っ張られ、背中が弧を描いているような形、つまりネコがのびをしているような格好です。

3. 息を吸いながらまた元の姿勢に戻ります。両腕はそのままで息を吐きながら、今度はあごを突き出し、顔を上げ、背筋を思いきり伸ばします。この一連の動きをゆっくりと4回繰り返します。終了後は体をリラックスさせましょう。

日曜日の午後

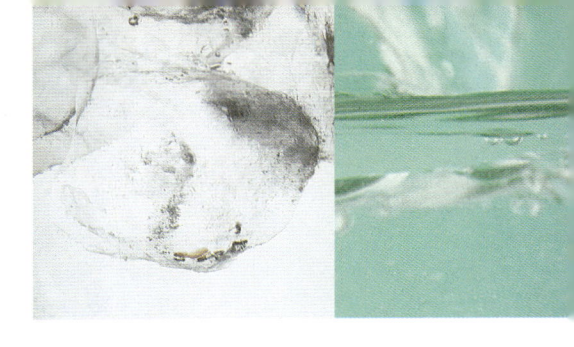

今日の午後のメニューは、あなたが午前中をどう過ごしたかで大きく変わってきます。午前中とても活動的に過ごした人——ジムのエクササイズに参加したり、泳いだり、サウナに入った人——は、午後はゆっくり休養をとり、のんびりする必要があります。反対に、今朝は休んでばかりだったという人は、午後はもっと元気が出るようなことをしましょう。昼食後、お気に入りの場所へ散歩に出かけると、晴れやかな気分になるはずです。

あるいは、午前中のスケジュールで触れたように、地元のスポーツクラブに行き、マッサージやタラソテラピー・ボディーラップを受けるのもいいでしょう。ラップにはいろいろなタイプがありますが、中でも洗浄効果、セラピー効果の高いものがおすすめです。あえて減量用ラップに挑戦してもいいでしょう。もうひとつの選択肢としておすすめなのは、フローテーション・タンクで1時間過ごすことです。特に最近ストレスが溜まりぎみだったという人は、これでかなり癒されるはずです。フローテーション・タンクが気軽に利用できるというラッキーな人は、ぜひお試しください。

午後をどう過ごすにせよ、大切なのは、気軽で簡単にできるエクササイズやトリートメントを選ぶということです。長距離の移動などは絶対に避けなければいけません。そんなことをしたらストレスが溜まり、これまでのリラックス効果や解毒作用が台無しになってしまいます！　昼食のあとは最低でも30分、もしできれば1時間置いてから、エクササイズやトリートメントにとりかかるよう注意しましょう。

日曜日の午後のスケジュール

午後0時	昼食前にコップ1杯の水を飲みます。
午後0時30分	昼食（ご紹介したレシピの中からお好きなメニューを選んでください）
午後2時	もう一度コップ1杯の水を飲み、散歩に出かけるか、またはボディートリートメントをします（p117を参照）。
午後4時	もう一度コップ1杯の水、あるいはハーブティーを飲み、昨日のように果物をおやつ代わりに食べます。

ボディーマスク

今朝外出をしたため午後は自宅にいるという人は、ボディートリートメントをしましょう。全身のボディーラップは、もちろんセラピストの助けがないとできません。しかし、健康食品のお店では、死海の泥パックやタラソテラピー・マスクをはじめとする自宅用ボディーマスク用品が数多く手に入ります。これらは肌の老廃物を取り除き、海のミネラル成分をたっぷりと与えてくれるのです。

スキン・ブラッシングやソルト・スクラブのあとにボディーマスクをすると、肌はミネラルと塩分をひたすら吸収することができます。フェイスマスクにも同様の効果があるため、それを利用するのもおすすめです。ただし、フェイスマスクは通常5分ほどしか使用できないため、ボディーマスクのあとに試した方がいいでしょう。

ボディーマスクは、かなり周囲を汚してしまうトリートメントのため、事前にバスルームの準備を整えておきましょう。まず浴槽に温かいお湯を張り、汚れても構わないような古いバスタオルを数枚用意します。そしてバスルームの床面には、しみがついてもいいような古いバスタオルを1枚敷きます。ここでは一般的なやり方をご紹介しますが、常に商品の注意書きはじっくりと読むように心がけてください。通常、マスク剤を全身に直接重ねるように塗り、バスタオルの上に横になり、別のバスタオルで体を覆います。そのまま15分から20分ほどリラックスして過ごしてください（正確な時間については注意書きに従うこと）。もしできれば、巨大なプラスチックシートで体を覆い、その上をさらに毛布で覆うといいでしょう。こうすればバスルームを汚さなくても済むうえ、体温が上がって毛穴が開き、ミネラル分や塩分の吸収が促されるのです。その後温水シャワーを浴び、体に塗ったマスク剤をお湯だけで優しく洗い流していきます。なお、ほとんどのマスク剤には、それに合ったボディーオイルやローションが用意されています。フェイスマスクを試したあとに、それらを使ってみるのもいいかもしれません。

マスク剤をすべて洗い流してリラックスしたら、スケジュールに従って水を飲んだり、果物を食べたりしましょう。

体調の変化

この頃になると、あなたのリラックス感は心身共にかなり高まっているはずです。しかしその一方で、疲労やストレスもどっと押し寄せてくるかもしれません。でも疲労感が残っていても心配には及びません。日曜の午後をできるだけ気楽に過ごし、今晩は早く寝るようにしましょう。明日の朝になれば、きっと気分がよくなっているでしょう。

水分補給プログラム

日曜日の晩

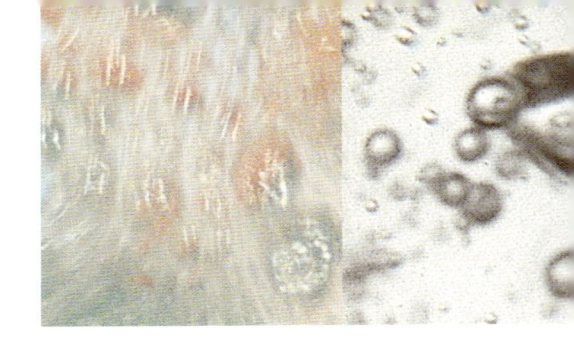

ここまでくれば、あなたの体はリラックスし、活性化され、隅々まできれいになっているにちがいありません。水をたくさん飲んだことによって、あなたの体内器官やシステムの機能が高まりました。しかも水分補給の効果は、ハリとツヤが甦ったあなたの肌にもはっきりと現れているはずです。「こんなにいいことづくめなら、これからもずっと水をたくさん飲もう」──あなたはそんな気持ちになることでしょう。

日曜日の晩は思う存分くつろいでください。新しい週を颯爽と元気よくスタートさせるために、あなたの満足感とエネルギーレベルを高めることに集中しましょう。今晩も早くベッドについてください。できればアロマセラピー・バスに入浴後、すぐに寝るようにしましょう。そうすればリラックスした気分のまま、心地よい眠りにつけるはずです。

日曜日の晩のスケジュール

午後6時	夕食の準備の間に、コップ1杯の水を飲みます。
午後6時30分	夕食
午後7時30分	入浴前に水をもう1杯飲みます。トイレが近い人はこれを今日最後の1杯にしましょう。
午後8時30分	アロマセラピー・バス（下記を参照）
午後9時30分	（任意で）今日最後のコップ1杯の水、またはハーブティーを飲みます。
午後10時	就寝

アロマセラピー・バス

アロマセラピー・バスに適したオイルについては、第2章で説明したとおりです（p.94-5を参照）。入浴後タオルで体を乾かしたら、全身にアロマセラピー・オイルをつけるのもおすすめです。おふろに使ったのと同じエッセンスをベースとしたオイルがいいでしょう。25mlのキャリアオイル（希釈用の植物オイル）を入れたグラスのボトルに、自分で選んだオイルを12滴たらします。キャリアオイルでおすすめなのは、ビタミン豊富で肌への吸収力もよいグレープシード、アーモンド、ピーチオイルです。あるいはもっと簡単に、キッチンにあるひまわり油やオリーブオイルで済ますこともできます。中身がよく混ざるようにボトルを振り、できあがったオイルを全身になじませましょう。

夕食

これまでご紹介したレシピ、あるいは次に挙げる2つのレシピの中からお好きなものを選んでください。食後のデザートがほしかったら、果物かナチュラルヨーグルトにはちみつを添えて食べましょう。

エビのリゾット

ここでは2人分のリゾットをご紹介しますが、残りはよく冷えたサラダと一緒に明日食べてもいいでしょう。

タマネギ　1個
オリーブオイル　大さじ2
玄米（またはバスマティ米）　125g
水　300㎖
塩（必要に応じて。エビはしょっぱいことをお忘れなく）
ブラックペパー　少々
レッドペッパー（刻む）　1本
ガーリックグローブ（刻む）　1個
アーモンド、または松の実　50g
エビ　175g

タマネギをみじん切りにし、半量のオリーブオイルでしんなりするまで炒めます。米を加えて1分したら、米とタマネギをよく混ぜ合わせ、水を足し、1つまみの塩を入れて煮立たせます。玄米の場合は40分、バスマティ米の場合は20分間煮込みます。その間に残りのオリーブオイルを入れたフライパンを熱し、ブラックペパーを加えて2分炒めます。ガーリックグローブとアーモンド（または松の実）、エビを加え、さらにもう2分炒めたら、煮込んだ米の中に加えてよくかき混ぜます。味つけを整えたら、盛りつけて食べましょう。

レンティル・バーガー

ここでは2人分のレシピをご紹介しますが、残りは後日のために冷凍しておくこともできます。サラダと一緒に食べましょう。

タマネギ　1/2個
オリーブオイル（炒め物用）　少量
レッド・レンティル　175g
バスマティ米　50g
水　250㎖
塩　1つまみ
ターメリック、クミン　1つまみ
砂糖　1つまみ
オートミール（または、ポリッジ・オート）
　大さじ1

タマネギをみじん切りにし、少量のオリーブオイルで炒めます。まずレンティル、米を加え、次に水、塩、スパイス、砂糖を加えます。とろみがつくまで煮て、そのままさまします。オートミール（またはポリッジ・オート）はコーティング用に少しだけとっておき、残りは全部かき混ぜて、皿全体にきれいに散らします。さましたレンティルの混合物を小さな円盤状に丸め、残りのオートミール（またはポリッジ・オート）で包み込みます。少量のオリーブオイルで焦げ目がつくまで炒め、熱いうちに食べます。

水分補給プログラム

1カ月プログラム

「1カ月プログラム」は、あなたの体の水分補給、洗浄、エネルギー補給に関する能力を、あらゆる面で引き上げることを目的とした、段階的なプログラムです。このプログラムでは、あなたの食事（ハーブドリンクも含みます）、お肌、心、エクササイズの方針、普段の健康管理、それにあなたの住環境のことまで取り上げていきます。大変なことのように聞こえるかもしれませんが、実際やってみるととても簡単です。まず正しい食生活に切りかえ、飲み水の量を増やすだけで、効果はてきめんに現れます。その他の項目についても週替わりで取り上げ、新しいアイディアをご紹介していきましょう。

第1週目で取り上げるのは、毎日の食事と水分補給です。今週は、あなたの生活にまっ先に、しかも最も目に見える形で大きな変化が起きるにちがいありません。そのため、このプログラムを開始するときには、仕事やおつきあいの予定がほとんどない週を選ぶように心がけてください。予定がびっしりつまっていると、それだけで自分の体のことに集中しにくくなってしまうからです。

第1週目では、あなたの体内器官とシステム（詳細は第1部を参照）に溜った毒素を完全に取り除き、そのはたらきすぎを解消します。今週、あなたの体はいきいきと甦ります。まさにこのプログラムのスタートを飾るにふさわしい週となるはずです。

続く3週間では、エクササイズ、瞑想、リラクゼーションを定期的に行い、健康を最大限に高めていくことで、あなたの幸福感を高めていきます。特殊な症状に

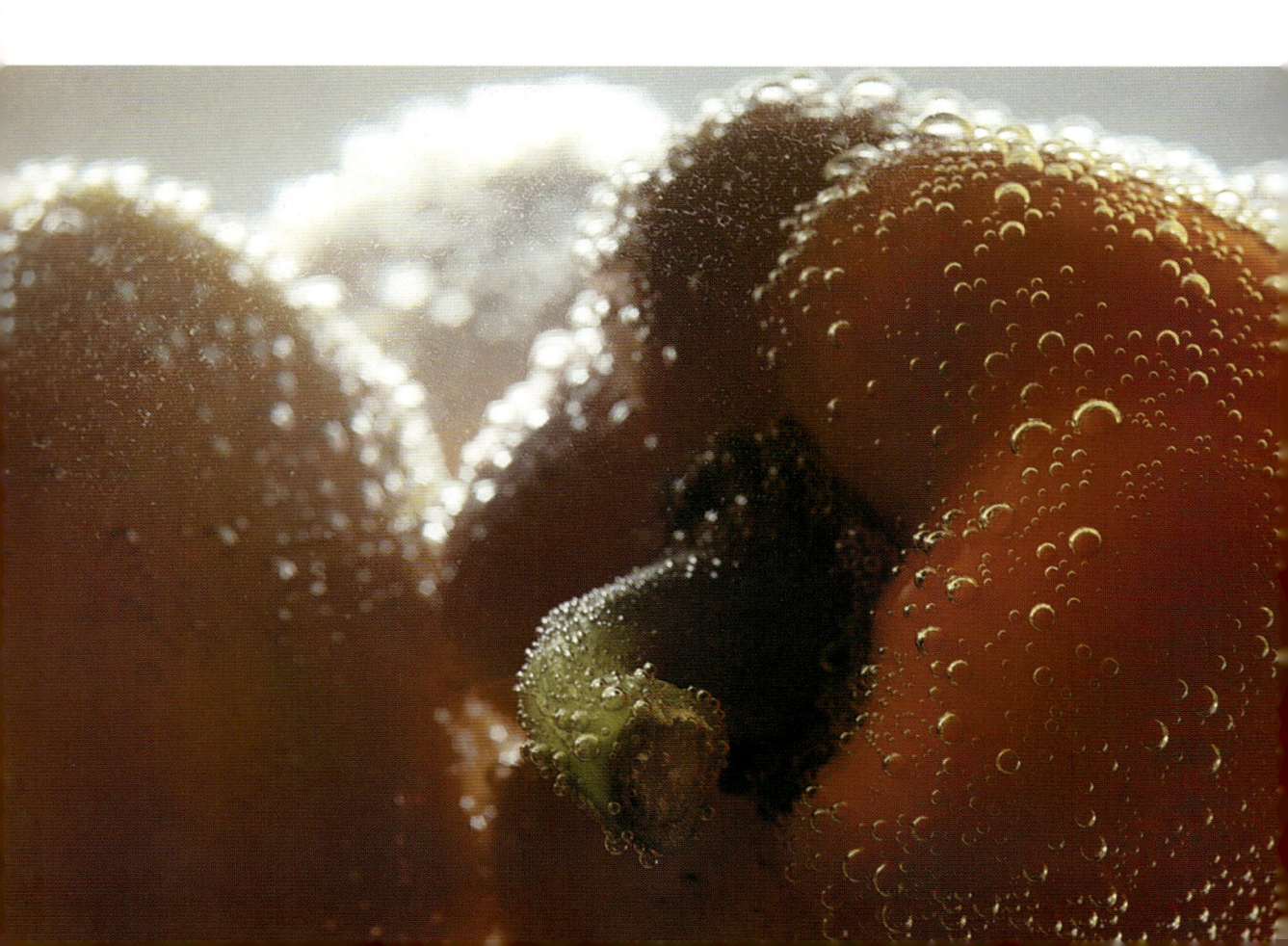

塩分に対する警告

1カ月プログラムでは、毎回の食事メニューの塩分を控えめにしなければいけません（一番いいのは、塩をいっさい使用しないことです）。塩分をとりすぎると体液の調整が狂うため、腎臓に余計な負担がかかり、そのはたらきすぎを助長してしまいます。ところが、私たちの実際の塩分摂取量は適量をはるかに上回っているのです（最大で「適量の10倍」とも言われています）。加工食品には多量の塩分が含まれています。このため、本プログラムのメニューは加工食品にはいっさい頼らず、きちんと調理する形のものばかりです。残念ながら、塩分をとることに慣れてしまった私たちの体は、もうそれをなんとも思わなくなっています。このままだと、その摂取量はどんどん上昇する一方でしょう。そういった悪しき習慣を断つためにも、このプログラムをぜひ活用してください。

よく効く特製ハーブドリンク、肌を引き締めるフェイシャル・アフュージョンなども、必要に応じて組み合わせていきましょう。つまり、このプログラムでは、ハイドロセラピーを日常生活にうまく取り入れ、免疫システムを回復させ、病気をやっつけるためのアドバイスと、あなたにとって自宅をもっと体にいい空間にするためのヒントをご紹介しようと思うのです。

ぜひやってみたいと思う項目もあれば、まったくやる気になれない項目もあるでしょう。でも、たとえごくわずかな項目しか実践しなかったとしても——もちろん「飲み水の量を増やす」という項目だけは絶対はずさないようにしてください——あなたは自分の心身のすばらしい変化に気づくはずです。水分補給レベルを上げることは、あなたが自分の体にしてあげられる最大のプレゼント。このプログラムを通じて、その方法を学んでいきましょう。

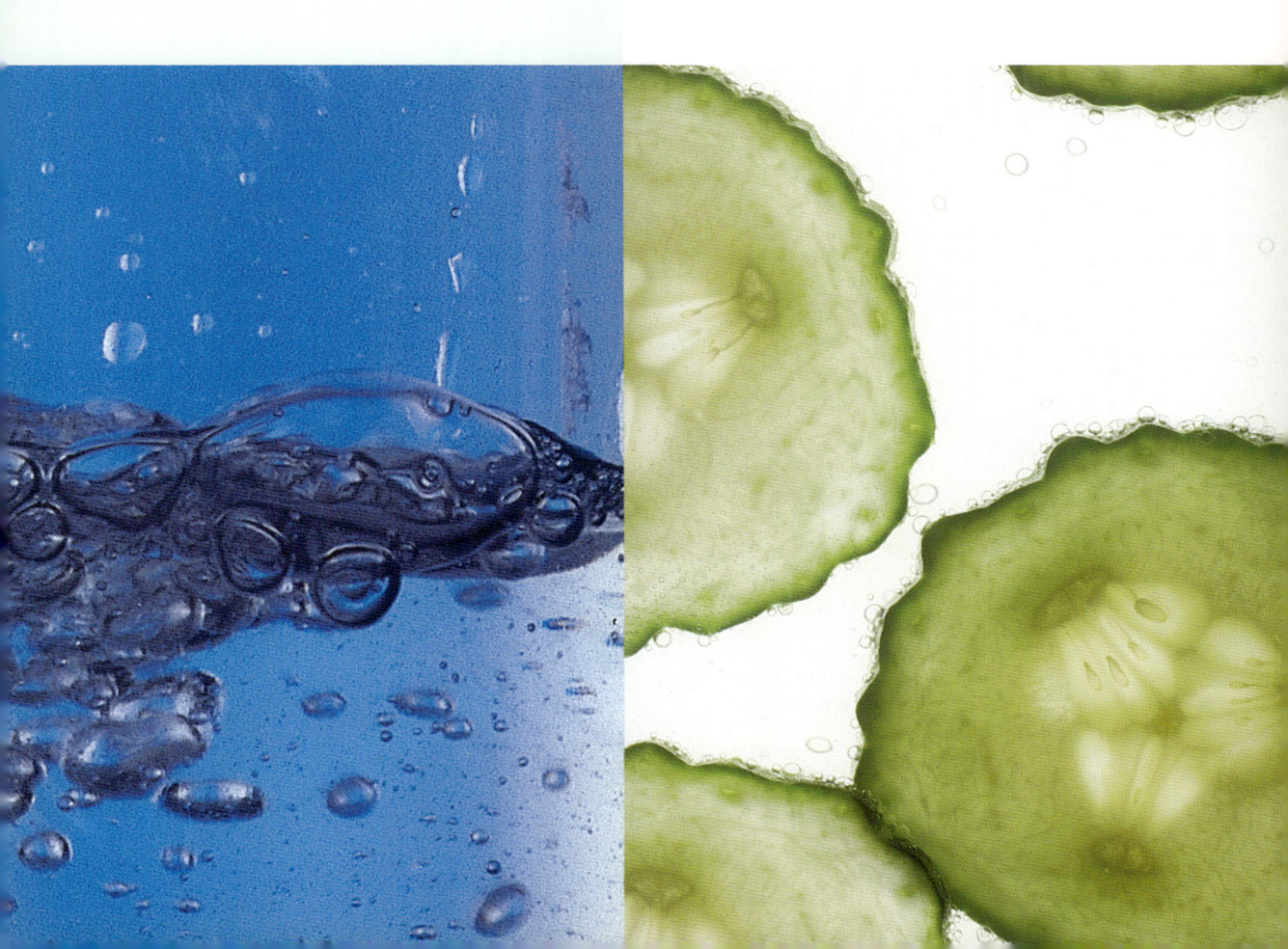

第1週目

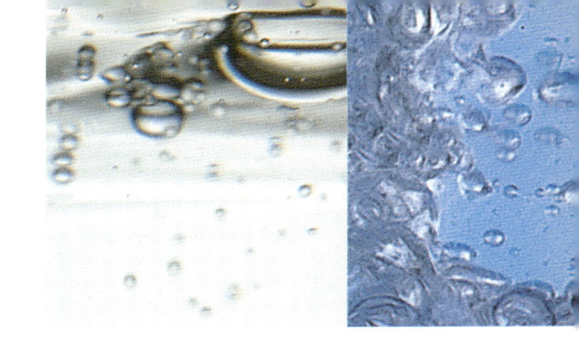

第1週目の目標は、たまる一方の毒素の排除と水分不足のせいで疲れ切った、あなたの体内器官を回復させることです。そのためには、毎日飲む水の量を増やし、毒素が新たに侵入しないよう毎日の食生活を改め、新鮮な生の食べ物を中心とした食生活を基本としなければいけません。

飲み水の量を増やす

これは第1週目において最も重要な項目です。このプログラムで最大限の効果を得るために必要不可欠なことなのです。水分補給プランは「日中の水分補給」(p.25を参照)のチャートどおりに実行してください。あなたの生活スタイルに合わせるために多少の変更はやむを得ません。ただし、毎日少なくともコップ8杯の水を飲むことだけは守ってください。

やっていいこと、いけないこと

今週、あなたの体は水分補給と毒素洗浄という大切なプロセスを経験します。
このため、あなたはその邪魔をする成分をいっさい口にしてはいけないのです。

1. 紅茶、コーヒー、アルコールを絶対に飲んではいけません。

2. タバコは絶対に吸ってはいけません。

3. ハーブティー(p.130を参照)と甘味料ゼロのフルーツジュースは飲んでも大丈夫です。

この3つを守ることで、急にトイレが近くなったとしても心配することはありません。むしろそれは当然のことなのです！　実際あなたの体はじきに新しいリズムに慣れ、あなたの尿の色は無色に近くなっていくはずです。それはこのプログラムがうまくいっていることの何よりの証拠なのです。

生の新鮮な食べ物

　生の果物と野菜は非常にすぐれた洗浄力をもち、特に消化管をきれいにしてくれます。そのうえ水分を多く含んでいるため、体内の水分補給も促してくれるのです。そこで、これらの生の新鮮な食べ物を、毎日3回の食事のうち2回はとるようにしましょう。何を食べるかは、自分の生活ペースに合わせて、あなたが選んで構いません。オフィスで簡単に食べられるサラダやフルーツは、手ごろな選択肢と言えるでしょう。

　サラダの材料選びに最もおすすめなのは、市場やスーパーマーケットに行き、一番見た目のいい果物や野菜——新鮮で、熟していて、できれば有機栽培のもの——を買ってくることです。一番新鮮な生の食べ物を手に入れやすいのは夏ですが、たとえ冬でもキャベツや根菜、ビーツなどさまざまな種類のおいしい生野菜を見つけることができます。

　非常に皮の硬い野菜（カブなど）で悪戦苦闘している場合を除き、生野菜は皮をむいてしまうより、硬いブラシで汚れをこそげ落とすことをおすすめします。野菜の重要な栄養分の大半は皮のすぐ下に含まれています。このため皮をむいてしまうと、その栄養分まで捨てることになってしまうのです。また、野菜の栄養分が失われるもう1つの原因は空気と水です。くれぐれも野菜を水につけっぱなしにしないようにしてください。そして食べる直前に盛りつけるように心がけましょう。空気にふれる時間が長いほど、生野菜が本来もっているはずの栄養価はどんどん下がってしまうのです。

　買ってきた野菜にもよりますが、生野菜はドレッシングで和えたり、ちょっとアレンジを加えただけで、実に魅力的な一品になります。ドレッシングはシンプルなものにしましょう。たとえば、オリーブオイルとレモン、塩、コショウを混ぜたドレッシングや、ヨーグルトにレモン、ハーブ、塩、コショウを混ぜたドレッシングがいいでしょう。あるいは、フムス（エジプト豆のディップ）やヨーグルトとガーリックのディップにつけて食べるのもおすすめです。冬には（もしくは、根菜を食べるときには）ドレッシングやディップにホースラディッシュかマスタードを加えて、味をぴりっと引き締めましょう。

　軽く炒った松の実、ゴマ、ひまわりの種やすりつぶしたアーモンドをサラダにトッピングするのもおすすめです。普段とはまたちがったおいしい味が楽しめるはずです。あるいは、シンプルなライス・サラダを作ったり、全粒パンと一緒に食べるのもいいでしょう。なにも「絶対に生野菜だけでなければ駄目」という訳ではありません。それに空腹感はきちんと満たさなければいけません。

体内の水分補給を促す野菜

年間を通して手に入る生野菜

レタス（全種類）、赤チコリ、縮み葉のキャベツ（エンダイブやチコリなど）、ウォータークレス（クレソン）、フェンネル、にんじん、カリフラワー、ブロッコリ、アボカド、大根、新タマネギ、タマネギ、にんにく、セロリ、とうがらし、トマト、きゅうり、マッシュルーム、エンドウ豆、ビーツ、ほうれん草、チコリ、パクチョイ、白菜

冬野菜

キクイモ、セルリアック、芽キャベツ、かぶ、パースニップ、赤かぶ、ニラ

夏野菜

ラムズレタス、ガーデンクレス、たんぽぽの葉、キンレンカの葉、ラビッジ、ブドウの葉、豆類（サヤエンドウ、インゲンマメ、空豆など）、絹さや

果物たっぷりの食事

果物は水分補給を促す食物であり、食事の合間に食べるには理想的な間食でもあります。あまりおなかがすいていないというときには、第1週の夕食メニューでご紹介している「スーパー・サラダ」(p.107を参照)と果物を食べるといいでしょう。でも、「こんなメニューばかりで体は大丈夫なの？」と心配な人は、朝食に果物たっぷりの食事をとり、昼食か夕食には加熱調理した料理を食べても構いません。

朝食には、果物(メロン、スイカ、ぶどう、りんご)か、ビルヒャー・ベナー・ミューズリー(p109を参照)を食べましょう。ただしミューズリーは、前の晩に下ごしらえをしておく必要があります。もうひとつ、特に冬においしくておすすめなのは、ドライフルーツ(プルーン、イチジク、ドライ・アプリコット、桃、ナツメヤシ)をオレンジジュースで30分間とろ火で煮込んだものです。スパイシーな味が好きな人は、クローブ、シナモン、ナツメグ、しょうがのいずれかを加えてみてください。ただし、食べる前には必ずそのスパイスを鍋から引き上げるようにしましょう。あるいは、ナチュラルヨーグルトを加え、お好みではちみつを入れるのもいいでしょう。

果物を主食としてとる場合には、大きめのフルーツサラダがおすすめです。フルーツにはオレンジジュースを少量かけて、はちみつを加えましょう。お好みで、ヨーグルトで味つけするのもいいでしょう。あるいは、お皿にひとつひとつの果物をきれいに盛りつけて食べるのもおすすめです。

加熱料理

今週は毎日、加熱調理した料理を食べることをおすすめします。特に、仕事やおつきあいなどの普段の生活ペースを続けながらこのプログラムを実践しているにはおすすめです(どうしてもいやだという人は別ですが)。そうしないとエネルギーレベルが急激に低下し、普段の生活に支障をきたしてしまう恐れがあります。

体内の解毒、水分補給を促す果物

メロン(ハネデュー、カンタロープ、オーゲンなど)	桃	パッションフルーツ
	ネクタリン	ザクロ
すいか(91%が水分)	アプリコット	さくらんぼ
ぶどう	りんご	ラズベリー
グレープフルーツ	洋ナシ	いちご
パイナップル	キウイフルーツ	黒いちご
オレンジ	マンゴー	クロフサスグリ
みかん	パパイヤ	レッドカラント

加熱料理を作るときには、炭水化物を含んだ食べ物(パスタ、米、クスクス)を中心にしましょう。動物性脂肪(肉、チーズ、バター、クリーム)を避け、その代わりに野菜、脂身の少ないとり肉(皮はとってください)、魚、魚介類を使うのです。「ウィークエンドプログラム」(p.104-19を参照)でご紹介したメニューはすべておすすめできますが、ここではあと2つ、新しいレシピをお教えしましょう。

スパイシーな魚のスープ

これは2人分のレシピです。1杯で十分なら、残りは冷凍しておきましょう。

白身魚　175g
全粒粉　125g
たまり醤油　小さじ1
オリーブオイル　大さじ1
レモン汁　1/2個分
かぶ　100g
野菜スープストック　600㎖
タマネギ(薄切り)　1個
フェンネル　100g
カイエンペパー　1つまみ

白身魚は皮をとり、ぶつ切りにします。全粒粉、たまり醤油、オリーブオイル、レモン汁を混ぜ合わせます。このとき、必要に応じて水を少量加えるときれいなペースト状になります。かぶ(皮が薄い場合はこすり洗いし、硬い場合には皮をむきます)をさいの目に切り、野菜スープストックを沸かした鍋に入れ、5分間煮込みます。タマネギ、フェンネル、カイエンペパーを加え、さらに10分間煮込みます。先ほどのペーストを加え、完全に混ざるまでよくかき混ぜます。最後に魚を加え、ごく弱火で10分から15分煮ます。熱いうちにすぐ食べましょう。

野菜カレー

こちらも2人分のレシピですが、もちろん残りは冷凍可能です。翌日食べる場合は冷蔵庫に保存しましょう。玄米またはバスマティ米と一緒に食べます。

タマネギ　1個
オリーブオイル　大さじ2
コリアンダー、ターメリック　それぞれ小さじ1
カレー粉　小さじ1/2
根しょうが(刻む)　小さじ1
ガーリッククローブ(刻む)　1個
にんじん(薄切り)　2本
キクイモ(薄切り)　100g
野菜スープストック　150㎖
ズッキーニ(刻む)　175g
ブロッコリ、またはカリフラワー(小房に分ける)　175g
カシュー、またはアーモンド(炒る)　50g
ナチュラルヨーグルト　大さじ4

オリーブオイルで熱した大鍋に刻んだタマネギを入れ、しんなりするまで炒めます。スパイス、しょうが、ガーリッククローブを加え、しばらくしてからにんじんとキクイモを加えます。鍋にふたをしてそのまま10分煮込んだあと、ズッキーニとブロッコリ(またはカリフラワー)を加え、さらに10分煮込みます。カシュー(またはアーモンド)を入れてよくかき混ぜます。できあがりにヨーグルトをかけて食べましょう。

第2週目

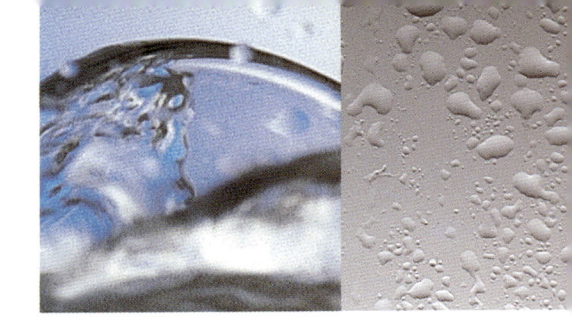

体から毒素を取り除く第1週目が終わりました。しかし、次の3週間も食事制限をすればするほど、その効果が持続することになります。このため、1日に最低でも1回は果物か野菜中心の食事をとるようにしましょう。また、その他の2回もできるだけ体によいメニューをとるようにしてください。たとえば、パスタ、米、ベイクドポテト、焼き魚、脂身の少ないお肉、野菜シチュー、野菜スープなどはどれもおすすめです。

朝食にミューズリー、煮込んだドライフルーツ、ポリッジをとれば、すばらしい1日のスタートを切ることができます。もしどうしても紅茶やコーヒーが恋しくなったら飲む量を1日1杯に制限し、それ以外のときはハーブティーを飲むようにしましょう。ただし、アルコールは最低でもあと1週間は控えなければいけません。さらに、毎日コップ8杯の水を飲む習慣はそのまま続けてください。

エクササイズ

第2週目の目的は、普段から運動不足に悩むあなたの生活に、定期的な運動の習慣をつけることです。といっても、息があがってしまうような激しい運動をする必要はありません。運動の習慣がない人ならば、なおさらごく軽い運動から始めなければいけません。たとえばウォーキングやヨガは、今後3週間のメニューに組み込むには理想的なエクササイズと言えます。

早足のウォーキングと水泳は最も理想的な有酸素運動です。体に負担がまったく（あるいは少ししか）かからず、けがの心配もいらないエクササイズだからです。週3回、20分から30分かけて、こういった運動をするようにしましょう。ウォーキングの場合、職場や買い物に行く途中の道を歩くようにすれば、ゆうに30分を超えるペースが達成できるはずです。あるいはいつもの公園をめざし、景色を楽しみながら早足で歩くのもいいでしょう。

水泳は体に負担がかからない、一番安全なエクササイズです。それにアクアビクス、サウナやスチームバスと組み合わせることもできます。ただし、水泳で有酸素運動の効果を得るには、心拍数を上げる必要があるため、やや息がきれるくらいになるまで泳がなくてはいけません。かなり頑張らなければいけないはずです。

ヨガは有酸素運動ではありませんが、筋肉を伸ばして増強する効果があります。一見簡単そうに見えるポーズでも、それを1、2分続けるのは驚くほどむずかしいことなのです。「ウィークエンド・プログラム」では、ヨガのエクササイズを2セットご紹介しました（p.108-9、115を参照）が、これを全部組み合わせれば、さらに体によいエクササイズになります。週に何回か行うのが理想ですが、もし毎日できれば申し分ありません。

朝、目覚めてすぐに10分から15分間のヨガをやるだけで、体の力が抜けて、その日1日リラックスした気分で過ごせる、という人は多いものです。ヨガを始めたら、あなたは健康的な生活を手に入れるための、よき師を得たのも同然です。これからあなたはヨガにも

あなたのためのプログラム

っと時間をかけるようになり、新しいエクササイズを熱心に取り入れることで、悪しき生活習慣(私たちの誰もがもっているものです!)を改めていくことができます。つまり、あなたは自宅でヨガをするだけで、期待以上に大きな成果を手にすることができるのです。

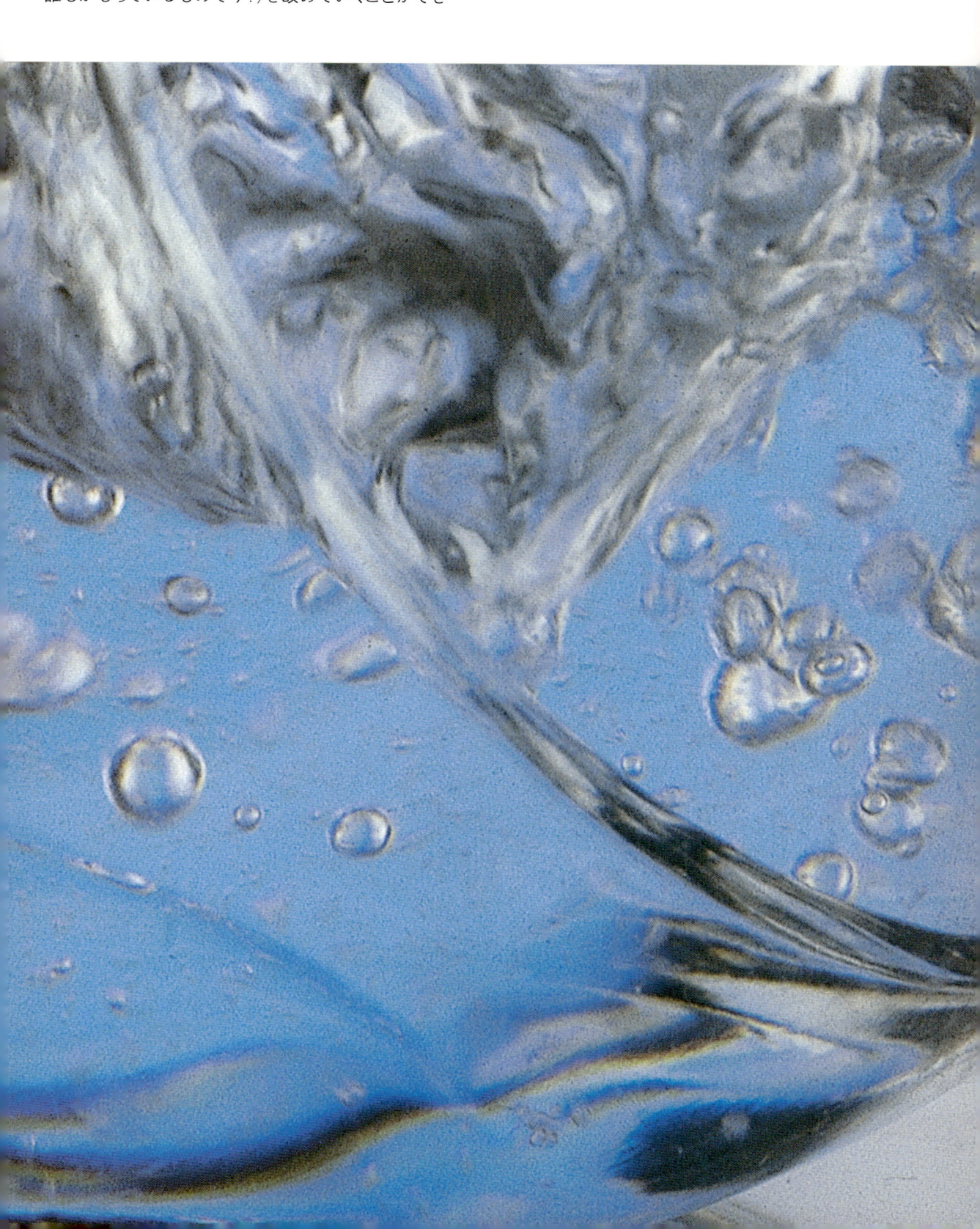

水分補給プログラム

朝、すっきりと目覚める

ここでご紹介するのは、ヨガを始める前の準備運動として最適な動きです。この動きのあとに「ウィークエンド・プログラム」のエクササイズをするといいでしょう。これは私のお気に入りのヨガのひとつで、朝のすっきりとした目覚めを約束してくれる運動です。この一連の動きをすることによって、あなたは体の隅々の筋肉をストレッチできるだけでなく、体内器官やシステムを刺激することもできるのです。

1. 背筋をまっすぐ伸ばし、両足を揃えて立ちます。首の力を抜き、自然な感じであごを上げ、両手を胸の前で合わせて祈るような形に組みます。3回深呼吸をします。

2. 3回目の息を吐きながら、両腕を頭上高くに伸ばし、もしできれば少しそりかえって天井を見つめます（背痛の人はここで無理にそる必要はありません）。両腕をそのまま伸ばして息を吸い、最初の姿勢に戻ります。息を吐きながら上体を曲げ、前方に両腕をまっすぐ突き出します。背筋と両腕がきれいな一直線でつながるようにしましょう。

3. 両手をできるだけ床に近づけます。頭はそのまま垂れ、背中が伸びるようにします。なかなか床に手が届かないようなら、届くまでひざを曲げてください。

4. 息を吸いながら左のひざを曲げて、右足をまっすぐうしろに下げます。両手は床についたまま、なるべく天井を見上げるような形で頭を上げてください。

5. 息を吐きながら左足もうしろに下げて両足を揃え、両腕に全体重をかけます（腕立て伏せで、体が持ち上がったときと同じ状態です）。

6. 息を吸いながらお尻を上げ、犬のポーズ（p115を参照）をとります。息を吐きながら正座の姿勢になり、胸と両腕を床につけます。

7. 息を吸いながら胸をおこし、正座したままの状態で天井を見上げます。

8. 息を吐きながらお尻を上げ、再び犬のポーズをとります。息を吸いながら右足を前に出してひざを曲げます。左足はそのままうしろに伸ばしたままです。もしできればその体勢で上を向き、息を吐きます。

9. 息を吸いながら、両手はまだ床についたままで左足を前に出し、両足を揃えます（その体勢が苦しけれ

ば、必要に応じて適当に両ひざを曲げても構いません）。息を吐き、再び息を吸いながら背筋を伸ばし、背中を引き上げながら立ち上がります。

10．息を吐き、再び祈りの姿勢をとります。この一連の動きを何回か繰り返し、慣れてきたらスピードをあげてみてもいいでしょう。ただし、どのポーズも気を抜くことなく、全身が伸びていることを実感しながらやるようにしてください。

リラクゼーション

　ヨガのセッションを終えたあとは、必ず短いリラクゼーションの時間をとるようにしましょう。床に仰向けに横たわり、リラクゼーションの間に体が冷えないよう毛布などをかけてください。両腕は手のひらを上に向けた状態で体から少し離します。こうして両手も両足も緊張がほぐれるまでだらんとさせておくのです（ヨガではこれを「死体のポーズ」といいます！）。目を閉じ、首がまっすぐ伸びているか、首や肩に緊張している部分がないかを確かめます。長い深呼吸を数回繰り返し、全身の力が抜けてしまったかのようにじっと横たわります。

　今度は順々に体の各部に意識を集中させることで、全身の筋肉をほぐしてリラックス感を高めていきます。まず両足のつま先を上下させ、ふくらはぎ、ひざ、太ももにかけての筋肉を和らげます。それから両足の重さをすべて床に預けるような気持ちで脱力してください。次にあなたの意識をお尻、腰、おなかへと移します。おなかの筋肉をゆるめると、背骨の下の方の筋肉まで柔らかくなったように感じるかもしれません。そのまま床に身を預けて脱力します。

　胃、胴のくびれ、胸の順番に引き続き意識を集中させ、できるだけリラックスするようにします。同様の動きを両肩、少し下がって両腕、そして指先、今度はまた上がって首、後頭部と繰り返し、最後は顔（大きな緊張を抱えていることが多い部分です）で終了です。こうして全身のリラックス感を楽しみながら、5分ほど横になっていましょう。それから深呼吸をして、体にもう一度スイッチが入る感覚を確かめながら、意識を外界に向けましょう。指先や足のつま先を軽く動かし、両腕と両足を思いきりのばし、準備ができたら体を横向きにして目を開け、ゆっくりと時間をかけて起き上がります。

水分補給プログラム

第3週目

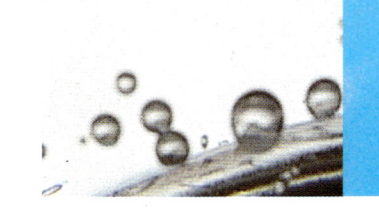

いよいよこのプログラムの折り返し地点です。あなたの心身は、以前とは比較にならないほどよい状態になっているはずです。そのよい効果をさらに高めるために、今週はハイドロセラピーをはじめとするトリートメントを行い、免疫機能を高めましょう。さらに、今週は瞑想にもチャレンジします。それではこれから詳しく見ていきましょう。

第2週に引き続き、健康によい食生活のペースを維持していきます。つまり1日1回は生の新鮮な食事をとり、少なくともコップ8杯の水を飲むようにするのです。もしどうしてもというなら、グラス1杯のワインをときどき飲んでもいいでしょう。ただし、グラス1杯のワインを飲めば、その2倍の水分をとらなければいけなくなることをお忘れなく。たとえば、夕食を食べながら2杯のワインを飲んだ場合、少なくともコップ4杯分の水を飲んで、体内のアルコール分を分解しなくてはいけません。

ハーブティー

同じく紅茶とコーヒーもなるべく控え、代わりにハーブティーを飲むようにしましょう。ハーブとスパイスの鎮静効果については、第1章の表(p.33)を参照してください。ドライハーブよりもフレッシュハーブを使うことをおすすめします。1つまみのフレッシュハーブに対し、600ミリリットルの熱湯(混じりけのない水を沸かしたもの)を入れるのが一般的なハーブティーです。あるいは、ハーブの代わりに小さじ1杯のスパイスを使ってもいいでしょう。特にしょうがとミントは消化器系の促進および鎮静効果に優れています。しかも、この2つは安くて簡単に手に入る食材なのです。

用意するのは、1センチの根しょうが、あるいは1つまみのミントです(ミントはどんな種類でも構いませんが、一番いいのは庭で育てた摘みたてのものです)。それを刻んでティーポット(またはフラスコ)に入れ、熱湯(混じりけのない水600ミリリットルを沸かしたもの)を注ぎ込みます。そのあと少なくとも10分間はそのまま蒸らしてください。オフィスには、しょうがを煎じたエキスをフラスコに詰めて持っていきましょう。このしょうがの飲み物は時間が経つにつれて香りがよくなるうえに、集中力を高める効果もあります。

ハイドロセラピー

この「1カ月プログラム」は特に免疫機能の強化を目標にしたものです。つまり、体内の解毒作用に深く関わるプログラムと言えます。そこで、ここではいろいろな種類のハイドロセラピー・トリートメントの中でも(詳細は第2部を参照)、特に免疫システムのはたらきや体内の解毒処理を促進するものをご紹介したいと思います。

朝、10分から15分の時間の余裕があったら、スキン・ブラッシング(p.82-3を参照)を5分間したあとに、温冷シャワー(p.86を参照)を浴びましょう。それがこの空き時間の最も有効な使い方です。すがすがしい気分で1日のスタートが切れるだけでなく、血液循環とリンパ循環、さらに神経系と免疫システムのすべてを刺激することができます。スキン・ブラッシングとハイドロセラピー・シャワーの組み合わせは、体内に

たまった毒素を角質と共に取り除く効果があります。その結果、あなたの肌は健康的な輝きを取り戻すはずです。また、これは最も効果的なセルライト対策のひとつでもあります。

　週に1度か2度、セラピューティック・バスに入るのも体にとって非常によいことです。どんな入浴法にするかは、あなたの目的によります。ストレスや不安を感じたり不眠症で悩んでいる場合には、アロマセラピー・バス(p.94-5を参照)が断然おすすめです。肉体的な傷や痛みのせいで眠れない場合には、温かなエプソム塩バス(p.88-9を参照)に入ってみてください。これは解毒効果もある入浴法です。ムーア・マッドや死海のミネラル分を利用した入浴法(p.90-93を参照)にも同様の効果があります。以上の入浴法はすべて深いリラックス効果をもたらすため、肉体的あるいは精神的な緊張状態に苦しんでいる人には特におすすめできます。また、これらの入浴法を実践すれば、わざわざ瞑想をしなくても、断続的な浅い眠りを断つことができるはずです。

冷水浴

　この入浴法に魅力を感じる人はあまりいないかもしれませんが、その効能は注目に値するものです(p.88を参照)。毎日冷水浴をする生活を長く続ければ、体内の免疫機能がめざましく強化されます。私の友人ジェーンは、患者グループのひとりとして、医用工学に関する実験に参加したことがあります。その実験は、毎朝冷水浴をする生活を6ヵ月間続けるというものでした。ジェーンは冷たい水を張った浴槽に首まで浸かり、全身を横たえたまま30分間過ごさなければならなかったのです。折しも季節は冬。ジェーンの話によれば、浴槽に入った瞬間から水は冷たく感じられ、時間が経つにつれ、さらに冷たくなっていったといいます。しかし、その6ヵ月の間で、彼女が「風邪をひいたかもしれない」と思った日はたった1度しかなく、しかも翌朝冷水浴をしたら、風邪の症状がすっかり消えてしまったそうです。(なお、風邪や呼吸器感染に効くもう1つの治療法は、蒸気吸入です[p.96を参照]。この方法にはひきはじめの風邪を治したり、鼻づまりを楽にする効果があります)。

瞑想

瞑想は、ストレスや疲労感を見事に解決してくれる手段です。心を定期的に静めることで、その機能はどんどん強化されていきます。瞑想によって集中力や警戒心、創造性が高まったという証拠事例はたくさんあります。また、瞑想が肉体に及ぼす効果も実にさまざまです。たとえば、瞑想によって血圧が下がり、血液循環がよくなったという事例もあります。さらに現在、瞑想がガンに及ぼす影響についての調査が進行中です。

瞑想テクニック

瞑想にはいろいろなやり方があります。そのうちのひとつが「ビジュアライゼーション（視覚化）」です（p.8-9を参照）。このテクニックでは、自分の想像力やテープを使い、心に穏やかな風景を描き出していきます。その他にも簡単なテクニックとして、「呼吸瞑想法」と「マントラ」があります。ここではその2つを学んでいきましょう。

ビジュアライゼーションは、心の中に自分がほっとできる風景を描くというものでした。心を落ち着かせて静かに座り、自分の呼吸に集中することで瞑想が始まります。あなたが懐かしいと思う風景や場面を心に思い浮かべてください。次にその中に水に関するもの、たとえば湖や噴水などをつけ加えます。あるいはテープを使い、ビーチで波が砕け散る音や海の生き物たちの声を聞きながら、水辺の風景を視覚化してもいいでしょう。水の動きに集中してください。さざ波をたてたり、滝のように流れ落ちたり、砕け散ったりしているはずです。また波の音を数えたり、海の生き物たちが波間でたてる音に集中するのもいいでしょう。

呼吸瞑想法は呼吸そのものに集中するテクニックです。自分の呼吸に注意を払い、息を吸ったら1つ数え、息を吐いたら2つ数え、これを続けます。数えるのを忘れてしまったり、他のことに気をとられてしまったら、そのたびに必ず1から数えはじめましょう。

マントラは瞑想中に繰り返し唱える言葉のことで、それ自体に特に意味はありません。一番有名なマントラは「アウム」です。息を吐くたびにこの言葉を心の中で繰り返し唱えます。あなたの心の中をこの言葉の音で満たし、その反響音に意識を集中させるのです。もし「アウム」であまりうまくいかないようなら、あなたにとって特別な意味のある言葉を1つ選んでもいいでしょう。

最初から無の境地で瞑想しようなどと思ってはいけません。それができるようになるまでには何年もかかります。しかも、実際にその境地に達することができる人はほとんどいないのです。ある考えが心に浮かんだら、それを頭の片隅にそっと押しやり、必要ならばあとで考えるようにすればいいのです。慌てずに心の中の風景（または呼吸やマントラ）に意識を戻し、また深く集中するようにします。瞑想のセッションが終わっても、2、3分間はそのまま静かに座っていましょう。今あなたが創りあげた心の平静が、今日1日そのまま続くように、しっかりと自分自身の中に刻みつけるのです。最初は10分間のセッションからはじめ、お望みならセッション時間を20分まで延長してもいいでしょう。毎日1回か2回のセッションを、できれば同じ時間に行うことをおすすめします。

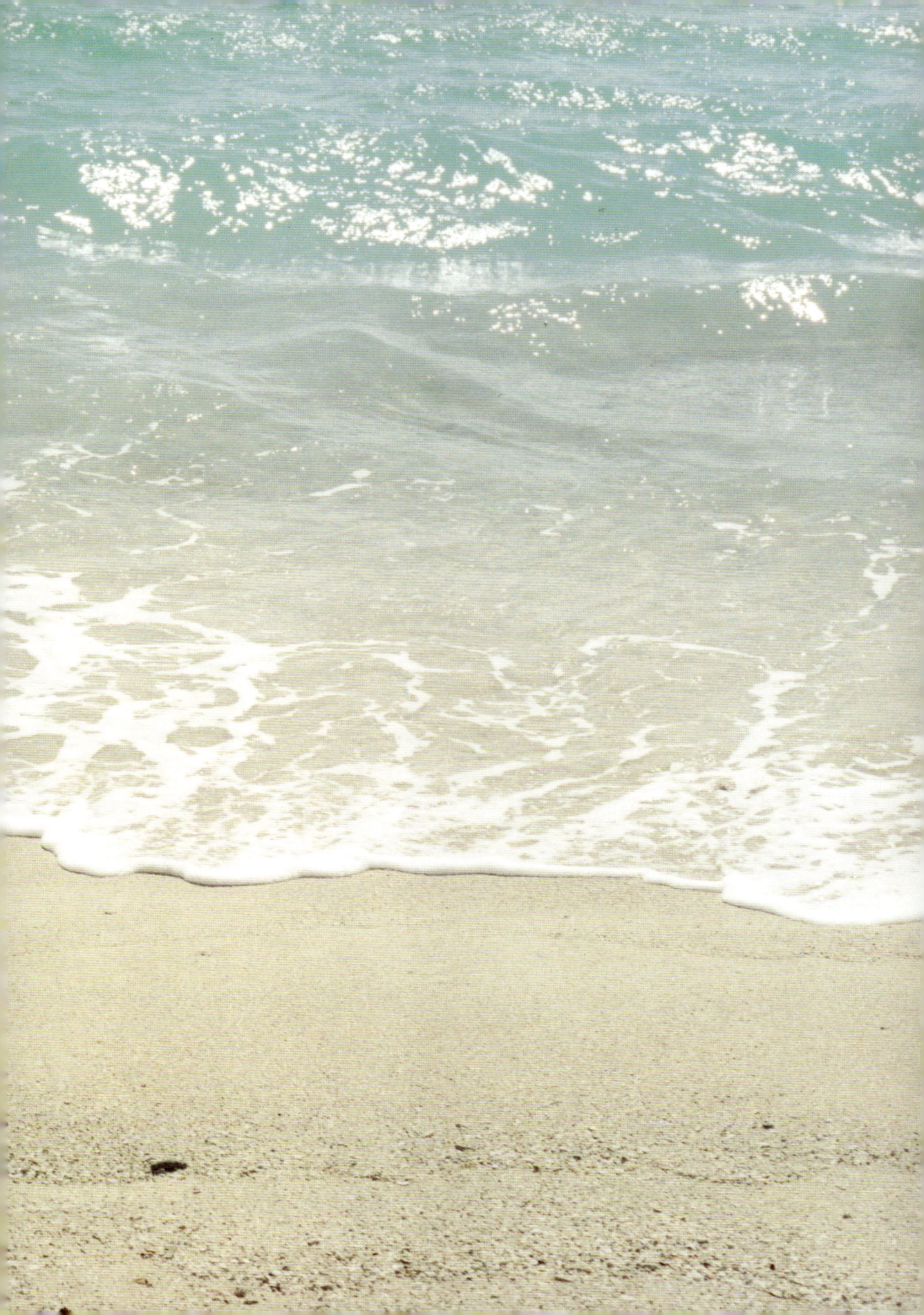

第4週目

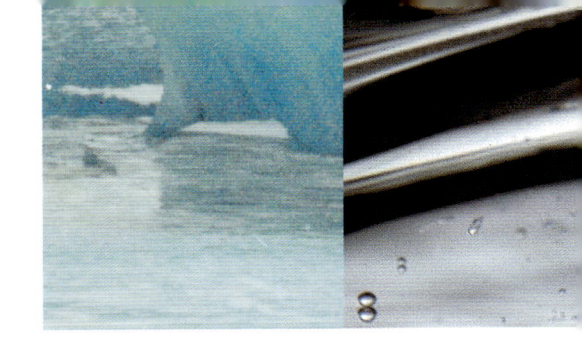

この段階まで来ると、最初の頃に比べて、あなたの気分は格段によくなっているにちがいありません。あなたの体は十分に水分補給され、体内に残留していた毒素はすべて取り除かれたことでしょう。これからも同じペースで水を飲み続け、生野菜と果物たっぷりのヘルシーな食生活を心がけたら、このプログラムの効果は数週間、数カ月と続いていくはずです。特に、このプログラムでご紹介した他のメニュー（エクササイズ、ハイドロセラピー、瞑想）を日課として続けた場合はなおさらです。でも、毎日のメニューを規則正しく続けられる人など絶対にいないはずです。誰だってたまに小さなまちがいを犯してしまうもの。クリスマス（！）のことをちょっと想像してみただけでもわかります。不規則な日々を過ごしてしまった場合、大切なのはできるだけ早く健康的な食生活に戻ることです。同時に、水はたくさん飲み続けるようにしましょう。

最初の3週間はあなたの内面的な部分――たとえば消化器系、肝臓、筋肉、そして心に関すること――を主に取り上げ、よりよい健康と幸福感を得られるよう努力してきました。この最後の週では外面的な部分、特にあなたの住環境について取り上げ、改善していきたいと思います。

乾燥した環境

多くの人々がどう見ても不自然な環境で生活しています。自宅もオフィスも防音設備や空調が整っているところがほとんどです。それはすなわち、その場所の湿度が異常に低いということなのです。部屋の空気はエアコンによって乾燥し、コンピュータやコピーなどの電子機器が発する熱によってさらに乾燥してしまいます。私たちが呼吸している空気の乾燥もとまりません。その相対湿度はほぼ25％、これはサハラ砂漠とまったく同じ値なのです。しかも、熱く乾いた空気は水分に対してどん欲で、どんなものからでも水気をしぼりとろうとします。植物からも、家具からも、それにもちろんあなたからも。

乾いた空気に長時間さらされると、木製家具にはひびが入ってしまいます。それと同じことがあなたの体にも起こりかねないのです。最も一般的な問題は、頭痛、ドライアイ（コンタクトレンズをしている人にとって、これは実に悩ましい問題です）、静電気によるショック、湿疹などの肌の不調、風邪や喉頭炎、のどの痛み、気管支炎など呼吸器系症状の悪化です。呼吸器系は水様の粘液によってのみ、正常な機能を果たすことができるのです。もし、この粘液が相対湿度の低下のせいで乾いてしまったら、呼吸器系の活動は次第に鈍って不活発になります。すると、粘液で洗い流せなかった汚れや細菌が、呼吸器系にそのまま残ります。こうしてインフルエンザなどの伝染病にかかりやすくなってしまうのです。実際は風邪でもないのに「風邪かな？」と感じるのは、体内にこれらのウィルスが残っているせいです。本当に風邪をひいてしまったら、その症状がより重く感じられるのです。

湿度の低下は肌にも悪影響を与えます。乾いた空気が表皮（あなたの肌の一番上にある層）から水分を奪いとるにつれ、真皮と皮下組織（表皮の下にある層）もどんどん水分を吸いとられることになります。もちろん、あなたの体が脱水状態のときに湿度の低下が重なれば、問題はさらに深刻化します。時間が経つに

つれて、あなたの肌は目に見えて乾いていきます。そしてもうご存知のように、ドライスキンは小じわや深いしわを刻みながら、急激に老化していくのです（p.48-9を参照）。

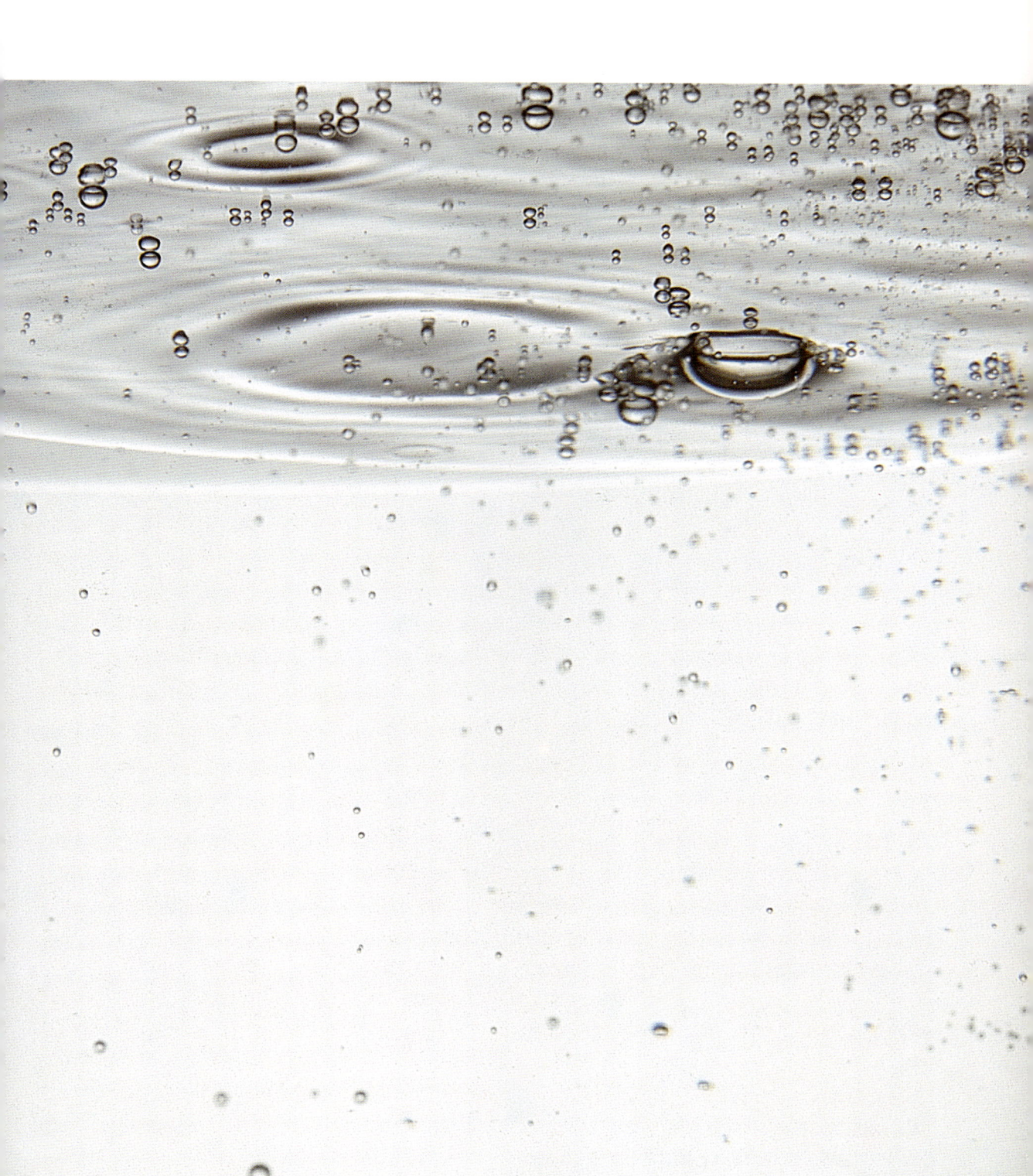

大気に潤いを

相対湿度の「快適範囲」は50％から55％です。このことからもわかるとおり、私たちは自分の住環境、職場環境にもっと潤いを与える方法を探さなければいけません。水槽、花をいけた花瓶、観葉植物などはすべて大気に潤いを与える手助けをしてくれます。しかし、大気中の湿度のバランスを保つという点において、唯一の、そして最も効果的な手段が加湿器なのです。

加湿器

加湿器には2つの基本タイプがあります。

非電気式の加湿器は値段も非常に安く、もちろん音も静かです。その種類も、ラジエーター（暖房器）からぶらさげるタイプや、蓄熱ヒーターやダブル幅のラジエーター、またガスストーブの上に置くタイプなどさまざまです。この加湿器のしくみは実にシンプル。ラジエーターの表面を熱くすることで蒸気を放出させるのです。このタイプは、毎日水をとりかえなければいけません。また、水にアロマセラピー・オイルを加えてもいいでしょう。セラピー効果、あるいはアロマ効果が期待できます。

電気式の加湿器はもっと強力で、ほとんどの場合、他にもいろいろな機能がついています。たとえば、空気清浄（タバコの煙や花粉、すす、排気ガスのような大気中の汚れを除去）や空気のイオン化（イオン化された空気には、高濃度のマイナスイオンが含まれているため、呼吸器疾患やぜんそくなどの症状緩和に効果的）などです。中には冷気や蒸気を出したり、氷のように冷たい霧を出すものもあります。さらに、温湿度計のように中に湿度計が内蔵されていて、最適湿度を自動コントロールするタイプのものもあります。アロマセラピー・オイルとの組み合わせが可能なものもいくつか出ているようです。

フェイシャル・アフュージョン

住環境の相対湿度を適正レベルに保つことで、あなたの肌の水分レベルも安定し、老化を防ぐことができます。さて、今週あなたが挑戦するのは、肌の若返りに効くもうひとつのトリートメント、「フェイシャル・アフュージョン」です。これは水のシャワーを顔にやさしくかけ続けることで、肌を引き締めるお手入れ方法です。その手順は冷水シャワーと少し似ているものの、その効果はむしろウォーター・マッサージに近いと言えるでしょう。

フェイシャル・アフュージョンは、自宅のシャワーを使ってできます。シャワーは先が固定されているタイプのものより、ホースの長さを自分で調整できるタイプの方がいいでしょう。ただし、水圧の強いシャワーである必要はありません。そうでなくてもこのトリートメントでは、顔に相当な水圧がかかるからです。シャワーヘッドをはずすことができて、ホースを自由に操れるようなタイプのシャワーがいいでしょう。このトリートメントは、おふろの一番最後に行うことをおすすめします。浴槽につかり、頭をうしろにもたせかけたときに行うとちょうどいいはずです。まずシャワーを顔から

5、6センチ離し、顔全体に水がかかるようにします。できるだけゆっくりと、顔の輪郭に沿うようにシャワーで円を描きましょう。時計回りに3回、次に反対方向に3回動かします。次に、額のはじからはじまでゆっくりと3回動かします。このとき、こめかみに来るたびに、シャワーの動きを少しとめるようにしましょう。再び顔の中心に戻り、今度はあごのラインに沿って、はじからはじまでゆっくりと3回ずつ動かします。最後に顔の輪郭を3回ずつなぞって終了です。

未来を見つめて

この第4週目で「1カ月プログラム」は終了です。でも、もしこの1カ月間のメニューの中に、「すばらしい効果があったから日課にしたい」と思えるものがあったら、ぜひそれを続けてみてください。もちろん、一番簡単にできて最も重要なのは、毎日コップ8杯の水を飲み続けることです。もうおわかりのとおり、健康的な食生活と定期的な運動は私たちの健康には欠かせません。それに自宅でできる数多くのトリートメントやセラピーも、あなたの全身の機能（免疫システムからお肌に至るまで）を長期的に高めてくれるのです。

はるか太古の昔から、水は人間の汚れを洗い、取り除き、浄化してきました。水は、自然が私たち人間に与えてくれた最後のすばらしい資源なのです。水を飲む、水に浸かる、水の中でエクササイズする、水のシャワーを浴びる、あるいは水辺の風景を思い浮かべながら瞑想する……。どうか水を思いきり楽しんでください。

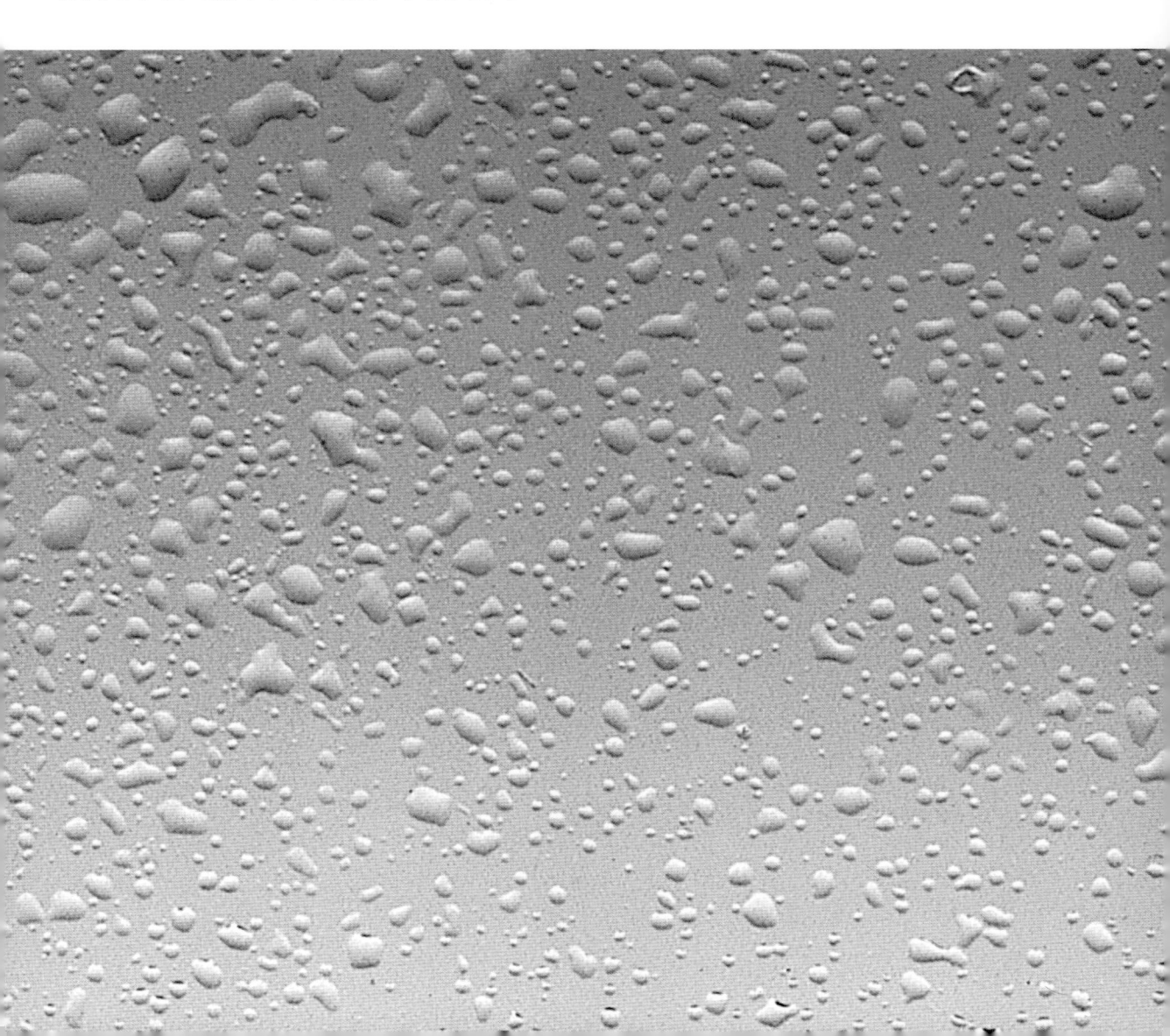

索引

あ
アーユルヴェーダ 32, 66
アイスパック(氷のう) 72
アクアビクス 58, 60-61
アグニ(消化力) 32
浅瀬を歩く 10
朝の吐き気 33
汗 23, 49, 64, 66
アナフィラキシー・ショック 22
アルコール 20-21, 43, 105, 130
アルツハイマー病 27
アルデヒド 21
アルミニウム(水道水に含まれる) 27
アレルギー 22, 27
アロマセラピー・バス 94-95, 118, 131
EFA(必須脂肪酸を参照)
イオウ 75
イオン化された空気 136
1ヵ月プログラム 103, 120-137
胃もたれ 33
インプロージョン 30
インフルエンザ 33, 98
インポテンツ 98
ウィークエンド・プログラム
　103, 104-119
ヴィシー(フランス) 24
ヴィンセント・プリースニッツ 19
ウォーキング 45, 126
ウォーター・マッサージ 70
ウォーターベッド 70
　リンパ・ドレナージュ、ソルト・スクラブ、
　スキン・ブラッシングも参照
ヴォルテックス・ウォーター・エナジャイザー
　31
海 8, 10, 55
　海の汚染 56
　　タラソテラピーも参照
　エヴィアン(フランス) 24
エクササイズ、運動 44-45, 49
　ウォーキング 45, 126
　運動と飲み水 23
　水泳 45, 58-59, 126
　水中エクササイズ 56, 58, 60-61, 97
　ヨガ(ヨガのエクササイズを参照)
エストロゲン(水道水に含まれる) 27
エビのリゾット(レシピ) 119
エプソム塩 88-89
MLD(リンパ・ドレナージュを参照)

か
塩素 16, 56
塩分(食生活における) 30, 88, 121
オオバコ種子 41
温湿布 72
温熱療法 64
温浴 88
　熱浴も参照

海藻のトリートメント 74, 92
顔
　クレンジング 80-81
　スクラブ洗顔 81
　保湿 81
加湿器 136
風邪 33, 68, 98, 131, 134
「活性化された」水 30-31
活性炭 29
カドミウム(水道水に含まれる) 27
過敏性腸症候群 40
カフェイン 21, 22
カモミール・ティー 33
カリウム 75
　ボトルド・ウォーターにおけるカリウム
　24
カルシウム 30, 75
　ボトルド・ウォーターに含まれるカルシウム
　24, 28
ガン 26, 132
関節炎 40, 56, 58, 74, 90, 92,98
関節の問題(関節炎を参照)
乾せん 16, 90, 92, 99
肝臓 27, 38, 39
　肝臓とアルコール 20-21
乾燥した環境 23, 134-135, 136
乾燥ハーブを利用したサウナ 66
干ばつ 96
　皮膚ガン 49, 50
寒冷療法、冷水によるトリートメント
　68-69, 72, 88
気温の上昇と飲み水 23
気功 45
キャベツのゆで汁 34
キャロット・スープ(レシピ) 107
重金属(水道水に含まれる) 26-27
空調 23, 134-135
果物 34, 41, 123, 124
クレオパトラ 8, 16

クローヴ・ティー 33
クロレラ 92
月経痛 44, 88, 99
月経前症候群(PMS) 44
血行、体液の循環
　10, 33, 68, 72, 86, 99, 130
解毒 34, 39
倦怠感(疲労感を参照)
コーヒー 20, 21, 22
コーラ飲料 21
高血圧(高血圧症) 27, 30, 88, 99
呼吸器系の問題 33, 44, 134
呼吸瞑想法 132
古代ローマの浴場 8, 17, 19

さ
サウナ 64, 66, 67
サラダ 123
　スーパー・サラダ(レシピ) 107
酸化防止剤 74
サンダルウッド・オイル 95
痔(痔疾患を参照)
J.H.ケロッグ博士:『ハイドロセラピー理論』
　19
死海
　ザラ・スパ 70, 74, 144-145
　死海の泥によるトリートメント
　70, 74, 92, 131
　死海のミネラル分 16, 74, 75
　ソロカ病院 74
痔疾患 68, 88, 99
歯痛 99
耳痛 99
湿疹 16, 90, 92, 99, 134
シッツバス(腰湯) 68, 88, 96
湿度の低下 134-135, 136
シナモン・ティー 33
シバの女王 8
シミ 48, 49, 66
ジャグジー 66, 70
蛇口直結型浄水器 29
シャワー 79
　温冷水シャワー 68, 86, 87, 130-131
　シャワーの水質 29, 87
　冷水シャワー 68, 86, 87
臭化カリウム 75
出生異常 27
消化器系 40-41

消化器系の問題　33
しょうがティー　32, 33, 130
蒸気吸入　96, 131
硝酸塩（水道水に含まれる）　26
浄水器　29
静脈瘤　99
食事、食生活　40-41
　　塩分の摂取量　88, 121
　　　　レシピも参照
　　果物　123, 124
　　生野菜　123
　　必須脂肪酸　50
食物繊維　41
食物不耐性　22
浄水器　29, 30
除草剤（水道水に含まれる）　24, 26
腎臓　27, 38, 39, 46
心臓病　27, 30, 41, 88
スープのレシピ
　　キャロット・スープ　107
　　野菜のブロス　35
　　レンティルとセロリのスープ　113
水泳　45, 58-59, 126
　　アクアビクスも参照
水銀（水道水に含まれる）　27
水質汚染　24, 26-27, 29
水中ウォーキング　97
水道水　24, 26-27, 29
　　水道水のろ過　29
水分代謝、体液の滞り　33, 44, 88, 99
水分補給プログラム
　　1ヵ月プログラム　103, 120-137
　　ウィークエンド・プログラム
　　　　103, 104-119
　　スキン・ブラッシング
　　　　45, 82-83, 130-131
スクラブ洗顔料　81
スコットランド人のマント　72
スコットランドのホース　68-69
スチームバス　64, 66, 67
頭痛　16, 27, 39, 40, 134
　　水分補給による頭痛　110
　　頭痛に効くハーブティー　33
　　頭痛に効く冷湿布　72
ストレス　15, 88, 98
スノーウィー・マウンテン（アメリカ）　24
スパ　8, 19, 56, 138-140
スパイシーな魚のスープ（レシピ）　125
スプリング・ウォーター（湧き水）　24, 28

生物フォトン　30
性欲の低下　98
生理痛　88
セキ　33
石けん　80-81
セバスチャン・クナイプ牧師　19
セルライト　44, 45, 66, 82, 99, 131
セレニウム　74
洗顔料　80-81
煎じる（ティーを参照）
ぜんそく　98, 136
疝痛　33
「粗繊維」　41
ソフト・ウォーター（軟水）　27, 30
ソルト・スクラブ　81, 84-85
　　フェイシャル・ソルト・スクラブ　111
ソロモン王　8

た

体液の滞り（水分代謝を参照）
代謝の滞り（水分代謝を参照）
大腸　40, 41
大腸菌　26
ダウン症　27
多環芳香族炭化水素（PAHs）　26
脱水症状　13, 15, 38
　　脱水症状のサイン　16
種（サラダ用）　123
タラソテラピー　56, 74
トリハロメタン（水道水に含まれる）　26
断食、絶食　46, 47
タンニン　21
腸関係の問題　40, 41
チリトマトソースのパスタ（レシピ）　113
テープ　8, 11
ティー　20, 21
デイヴィッド・シュバイツァー教授　30
ティリンガム・クリニック（バッキンガム州）
　　46, 138
鉄（ボトルド・ウォーターに含まれる）　24
デトックス・プログラム　104
トール・スプリング（アイスランド）　24
泥によるフェイシャル・マスク　92
　　死海の泥のトリートメント　70, 92, 131
　　ナイトハルティング・ムーア
　　　　90-91, 131
泥のトリートメント

な

ナイトハルティング・ムーア・マッド　90
ナツメグ・ティー　33
ナトリウム　30, 75
　　ボトルド・ウォーターにおけるナトリウム
　　　　24, 28
鉛（水道水に含まれる）　26-27
軟水装置　30
ニキビ　44, 90, 92, 99
尿　16, 38
妊婦、妊娠した女性　27, 64, 70
　　妊婦と水泳　58-59
　　妊婦の朝の吐き気、つわり　33
熱　33
熱浴　88-89, 131
ネロリ・オイル　95
ねんざ　99
のどの痛み　33, 134
乗り物酔い　33

は

バース（イギリス）　19
ハードウォーター（硬水）　30
ハーブティー　32-33, 130
ハイドロキシ酸（AHAs）　50
ハイドロセラピー　19, 56, 63, 64, 79
ハイドロセラム・スパ・マッサージ　70
ハイランド・スプリング（スコットランド）　24
吐き気　15, 33
バクテリア（水道水に含まれる）　26
激しい腹痛　99
バス、おふろ、入浴
　　アロマセラピー・バス
　　　　94-95, 118, 131
　　おふろで行う水中ウォーキング　97
　　おふろと汚染された水　29
　　温水浴　88
　　コールド・バス　88, 131
　　シッツバス　68, 88, 96
　　熱浴（エプソム塩バス）　88-89, 131
　　フット・バス　68, 96
　　マスタード・バス　96
バスルーム　79
肌　48-49
　　スクラブ洗顔　81
肌のトラブル　56, 90, 92, 99
　　湿疹も参照

肌から有害物質を吸収　29
肌と湿度の低下　134-135
肌と脱水症状　39
肌のクレンジング　80-81
保湿剤　50, 81
発ガン性物質(水道水に含まれる)　26
パック　72
発熱療法　64
発泡性清涼飲料水　20, 21
ボディーブラシ　82
バドワ(フランス)　24
跳ね返り運動(ミニ・トランポリンによる)　45
パラケルスス　90
皮脂　50
ビジュアライゼーション　8-9, 132
必須脂肪酸　50
泌尿器系の問題　26, 68, 99
皮膚ガン　49, 50
ヒポクラテス　8, 16, 64
肥満の問題　56
　　海藻のトリートメントと肥満　74
　　水泳と肥満　59
日焼け　49, 50
日焼け止め　50, 81
ビルヒャー・ベナー・ミューズリー(レシピ)　109
疲労感、倦怠感　39, 98
　　水分補給による疲労感　110
プール　56
不安　39, 98
フェイシャル・アフュージョン　136-137
フェイシャル・スチーマー　66
フェイシャル・ソルト・スクラブ　111
フェンネル・ティー　33
フッ化物　27
フット・バス　68, 96
不妊症　98
不眠症　10, 33, 39, 88, 98
ブラシ、ボディー用の　82
フリーラジカル　74
プリマス:インプロージョン研究センター　30, 31
フローテーション・タンク　66, 76
噴水、泉　10, 11
ペパーミント・ティー　33, 130
ベルヒャー・ベナー・ミューズリー(レシピ)　109
便秘　40, 41, 69, 88, 99

膀胱炎　33
膀胱関係の問題　26, 68
保湿剤　50, 81
発作　27, 30
ボディーマスク　117
ボディーラップ　70, 72, 92
ボトルド・ウォーター　24, 28
ボルヴィック・ハイドレーション・レポート　15

ま

マグネシウム　30, 75, 88
　　ボトルド・ウォーターにおけるマグネシウム　24
マスク
　　フェイシャル・マスク　92
　　ボディーマスク　117
マスタード・バス　96
マントラ　132
水断食　46, 47
水を飲む、飲み水　8, 32
　　1日に必要な水分量　13, 23, 25
ミニ・トランポリン　45
ミネラル　29, 30, 56, 74, 75
　　ボトルド・ウォーターにおけるミネラル　24, 28
ミント・ティー　33, 130
無気力　15, 39
瞑想　11, 132
　　ビジュアライゼーションによる瞑想　8, 132
瞑想用テープ　8, 11
免疫系　15, 42, 64, 68, 130, 131

や

薬物(水道水に含まれる)　27
野菜　41, 123
　　野菜のカレー(レシピ)　125
　　野菜のブロス(レシピ)　35
　　野菜のゆで汁を飲む　34
有機物(水道水に含まれる)　24, 26
ヨウ素　75
腰痛　70, 72, 88, 99
ヨガのエクササイズ　45, 46, 126-127
　　朝、すっきりと目覚めるエクササイズ　128-129
　　犬のポーズ　115
　　肩倒立　109

　　コブラのポーズ　109
　　背筋ひねり　115
　　トライアングルのポーズ　108
　　ネコのポーズ　115
抑うつ　33, 39

ら

ラセン藻　92
ラベンダー・オイル　95
リウマチ　56, 74, 98
リラクゼーション　129
リンパ系　42
　　血行、体液の循環を参照
　　リンパ系を刺激する　44-45, 72
リンパ・ドレナージュ(MLD)　44
冷湿布　72
レシピ
　　エビのリゾット　119
　　キャロット・スープ　107
　　スーパー・サラダ　107
　　スパイシーな魚のスープ　125
　　チリトマトソースのパスタ　113
　　ビルヒャー・ベナー・ミューズリー　109
　　野菜カレー　125
　　野菜のブロス　35
　　レンティルとセロリのスープ　113
　　レンティル・バーガー　119
　　レモンバーム・ティー　33
　　レンティルとセロリのスープ(レシピ)　113
　　レンティル・バーガー(レシピ)　119
ローマの共同浴場　17, 19

世界のスパ一覧

イギリス

THE CLUB
London SE1 7PB
Tel: 0207 928 4900
Fax: 0207 902 8043

テムズ川のほとりに立つカウンティー・ホール・ホテル内にあるデイ・スパ。宿泊してトリートメントを受けることもできる。ハイドロセラピーをはじめとする多種類のトリートメントが楽しめるほか、ジムやエクササイズ、ダンス・クラスも充実。

EUROPEAN AYURVEDA
Nr Yoxall
Staffordshire DE13 8QS
Tel: 01283 576 515
www.europeanayurveda.com

英国で唯一アーユルヴェーダが体験できる健康施設「オーク・ホール」では、数多くの伝統的なアーユルヴェーダのトリートメントはもちろん、それ以外のスタイルのマッサージやスチームテント、特別ダイエットなども受けることができます。

THE LODGE AND SPA
Ireland
Tel: (353) 233 3143
Fax: (353) 233 5229
www.inchydoneyisland.com

アイルランド唯一のタラソテラピー・センター。美しい海岸の風景を楽しみながら、豊富な種類のハイドロセラピー・トリートメント、ウォーター・エクササイズ、リフレクソロジーが受けられる。

TYRINGHAM NATUROPATHIC CLINIC
Newport Pagnell
Buckinghamshire
MK16 9ER
Tel: 01908 610 450
Fax: 01908 217 689

幅広い種類のハイドロセラピー・トリートメントが受けられる英国唯一の自然療法クリニック。鍼、整体、マッサージ、ヨガ、パラフィンワックスや赤外線、干渉派電流を使ったトリートメント、バイブロ・マッサージ、さらに症状別のダイエットや絶食メニューなどがある。さまざまな症状の患者を受け入れているが、中でも関節炎、摂食障害、減量の治療については定評がある。

ヨーロッパ

DOMAINE DU ROYAL CLUB
Rive Sud de Lac de Geneve
74 500 Evian-les-Bains
France
Tel: (33) 450 268 500

有名なミネラルウォーター、エヴィアンの源泉地にあるスパ。リラクゼーション・プログラム、強壮プログラムなど、特殊目的を考慮したプログラムが用意されてる。サウナやジャグジー、トルコ風呂やアクアビクスなどのハイドロセラピー・トリートメントが数多く受けられる。

HOTEL TERMES MONTBRIO
Carrer Nou, 38
43340 Montbrio de Camp
Tarragona Spain
Tel (34) 977 814 000

モントブリオ温泉のお湯を使うことにより、昔から体によいと言われるコスタ・ドラーダ(黄金海岸)の成分がそのまま楽しめるスパ。温水プール、冷水プール、ジャグジー、トルコ風呂、サウナ、スコットランドのホースなどが併設された巨大なスパ・セラピー施設と、革新的なエステティックサロンがある。

MONTECATINI
Monsummano Terme
Tuscany
Italy

鍾乳洞内の天然温泉、天然泉から成る創業150年のスパ・センター。ここの水は、神経関節炎の諸症状や呼吸器系疾患、代謝性疾患にすぐれた効果を発揮するだけでなく、若返り効果があるともいわれている。泥のトリートメントやオゾンバス、蒸気吸入、温水プール、スチームバスなどが楽しめる。

NEYDHARTING SPA
Heilmoorbad Neydharting
Maria Teresia Strasse 41
A4600 Wels Austria

収容人数400人の巨大スパ。ヨーロッパでムーア・トリートメントが国民健康保険で受けられる施設のひとつ。リウマチ、関節炎、筋肉障害、肌のトラブル、ホルモンバランスの問題、生理不順、不妊症などに効果がある。

関連情報

THALASSOTHERAPY CENTRE Hotel Vilalara Armacao de Pera Portugal	水中トリートメントのフルコースが受けられるタラソテラピー・センター。サブマリンシャワー、バブルバス、海藻と泥のトリートメント、ジェットシャワー、マルチジェットバス、サブマリン・ジェットストリーム・プール、普通のプール、プールサウナ、トルコ風呂が楽しめる。

中東

ZARA SPA Movenpick Hotel Sweimeh Dead Sea Road P.O. Box 815538 11180 Amman Jordan Tel: (962) 5 356 11 11	死海に面した絶好のロケーションに新しく建築された巨大スパ。死海の水を活かしたハイドロセラピー・トリートメントはとにかくすばらしいの一言に尽きる。死海の海水プールの他にも、水温や水、機能別に分けられたいくつものプールが屋内外に設けられている。また、死海の塩と泥を使った数多くのハイドロセラピー・トリートメントをはじめ、マッサージ、アロマセラピー、美容術も受けることができる。海水と同じく、死海の日ざしと空気も体によいことで有名。ここは世界で最も安心して直射日光を浴びることができる場所。

アジア

CHIVA SOM 73-4 Petchkasem Road Hua Hin 77110 Thailand Tel: (66) 325 365 36	一見伝統的なタイの村かと思わせるが、あっと驚くような外観のぜいたくなスパ。西洋のハイドロセラピーや若返りプログラムに、古代東洋医学の理念と療法を組み合わせたメニューを提供。
JAVANA SPA Jakarta Java Indonesia Tel: (622) 171 983 27	熱帯雨林に囲まれた高原にあるジャワ島のスパ。朝は皆で山を歩き、滝つぼのおふろに入ることから始まる。日中はボディートリートメントを集中的に受け、夕方は伝統的な硫黄のおふろ「温泉」に浸かる。

オーストラリア

CONRAN COVE RESORT Conran Cove Australia Tel: (61) 755 979 00	周囲をぐるりと水で取り囲まれているため、水上タクシーでしか行くことのできないエコ・スパ。「スパ・アイランド」にある施設の大半は水をベースにしたもの。自然な状態のままの水をふんだんに用いた、幅広い種類のトリートメントを提供している。地元ガイドの案内で熱帯雨林の森を散策することも可能。

アメリカ

THE BROADMOOR Colorado 80906 Tel: (1) 800 634 7711	ロッキー山脈にある世界有数のスパ。山の水を使用した滝のシャワー、リラクシング・バス、渦流プール、ヴィシーシャワー、屋外および屋内プールのほか、さまざまな種類のハイドロセラピー・トリートメントが受けられる。
THE SPA INTERNAZIONALE AT FISHER ISLAND Fisher Island Miami 33109 Florida Tel: (1) 800 537 3708	自動車乗り入れ禁止、1日10人限定のアイランド・スパ。ハイドロセラピーおよびボディートリートメントの他にも、ヨガ、ゴルフ、テニスなどが楽しめる。屋外および屋内プール併設。
TWO BUNCH PALMS California Tel: (1) 760 329 8791	全室ジャグジー設置のゴージャスなスパ。地質断層の上に建てられ、独自の温泉施設をもっているほか、水中マッサージをはじめとする数多くのハイドロセラピー・トリートメントが受けられる。

日本のスパと関連情報

ISPA http://www.ispa.jp/	国際スパ協会。世界22カ国、2000以上のメンバーを持つ世界最大のスパ協会。
特定非営利活動法人 日本スパ振興協会（通称：NSPA） http://www.n-spa.org/index.html	「スパ」に関する幅広い分野で、市民に対しスパに関する知識の普及を図る活動を推進。
ザ・スパ・アット・マンダリン・オリエンタル・東京 http://www.mandarinoriental.co.jp/hotel/592000004.asp	40種類以上におよぶ、心身の健康と美を追求したマンダリン・オリエンタル独自のトリートメントプログラムをシティーホテルにて提供。アミューズメント系の温泉スパ。
タラサ志摩ホテル&リゾート http://www.thalasso.co.jp/	海に面した立地を活かし、タラソテラピーを行う上で最も重視される「気圧、気候、湿度、日照、風」を本場フランスと同様の環境の元で、ミネラル豊富な「活きた海水」を使用した本物のタラソテラピー提供している。
ザ・デイ・スパ http://www.thedayspa.jp/	国内外に12店舗のスパ施設を所有。
スパ&ホテル 舞浜ユーラシア http://www.my-spa.jp/	2006年にオープンのアミューズメント大型スパ施設。
テルムマラン・パシフィーク http://www.thalasso.jp/tmp/	海の恵みで心と身体の疲れを癒し、バランスを整える日本では数少ない本格的なタラソテラピー（海洋療法）専門施設。
Spa LaQua http://www.laqua.jp/spa/index.jsp	都心にありながら、地下1,700mから湧き出た天然温泉を使ったアミューズメントスパ。
SPA FINDER http://www.spafinder.co.jp/index.html	国内のスパ情報ポータルサイト。
Spa Navigator http://www.spa-navigator.com/	スパの総合情報ポータルサイト。国内外のスパの検索、スパの比較ランキング。
Forest Spa http://www.forestspa.net/lecturer.html	アメリカ認定のカリキュラムで、世界に通用する技術を学ぶ、本格的なスパセラピスト養成カレッジ。
日本健康開発財団 http://www.jph-ri.or.jp/	クアハウス等の温浴施設の開発・普及、健康づくりセミナーの開催、生活習慣病の予防と早期発見のための総合健診センターの運営など、国民の"健康・生きがいづくり"を基本テーマに、研究調査・健康増進・健診事業に取り組んでいる。 TEL（代表）：03-3944-8855　FAX：03-3944-8844
日本温泉気候物理医学会 http://www.onki.jp/	温泉・気候医学およびその他の物理医学の学術的応用に関する研究を行なう。 TEL/FAX　03-3517-1180

産調出版のナチュラルな健康・美容ガイド

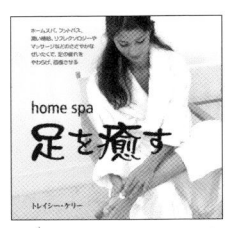

足を癒す
ホームスパ、フットバスなどで、
足の疲れを回復させる

トレイシー・ケリー 著

本体価格1,600円

わずか5分で足が元気になるテクニックから、1日かけてゆったり楽しむホームスパまで、足の健康を取り戻すための手軽で効果的な50以上のフットケアを紹介。どれも実用的なテクニックと、効果を高める香り豊かなローションやクリームを使用。豊富なカラー写真を眺めているだけでも癒されてしまう一冊。

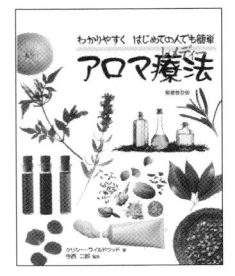

アロマ療法（レメディー）
わかりやすく
はじめての人でも簡単

クリシー・ワイルドウッド 著
今西二郎 日本語版監修

本体価格1,900円

心と身体に健康をもたらすアロマセラピー。エッセンシャルオイルの購入やブレンドに必要な情報を網羅し、自宅でも簡単に行えるよう、120以上ものレシピを紹介。

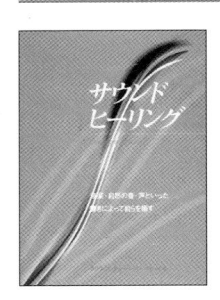

サウンドヒーリング
波動の響きがもたらす
心と身体の調和

オリビア・デファストーマドック 著

本体価格2,800円

音の本質とその波動エネルギーを理解するとともに、音を使った自己表現、発声、自然音による癒しを紹介。

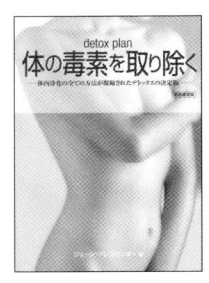

体の毒素を取り除く
体内の有害物質を追い出して
ナチュラルな体を取り戻す

ジェーン・アレクサンダー 著

本体価格2,400円

日常の暮らしに潜む有害物質を体から取り除く方法。体の不調やマイナスの感情からあなたを守るための、週末または30日でできるデトックス（解毒）・プログラムを紹介。

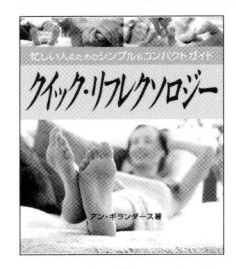

クイック・リフレクソロジー
忙しい人のための
シンプル＆コンパクトガイド

アン・ギランダース 著

本体価格1,600円

いつでも、どこでも、リフレクソロジーの癒しの力で、身体と心のバランスを整え、さまざまなストレスや病気を乗り切るためのユニークで実践的なマニュアルを紹介。

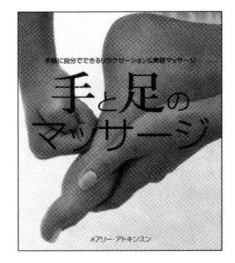

手と足のマッサージ
手軽に自分でできる
リラクゼーション＆
美容マッサージ

メアリー・アトキンスン 著

本体価格1,900円

心地よく、リラクゼーション効果もある手と足のマッサージ。血行をよくする、関節を柔らかくする、肌や爪をヘルシーにする、心身の状態を改善するなど、数多くの美容・健康増進効果も期待できる。

H₂O Healing water for mind and body
水を活かす

発　　　行　2007年6月10日
本体価格　　1,900円
発　行　者　平野　陽三
発　行　所　産調出版株式会社
　　　　　　〒169-0074 東京都新宿区北新宿3-14-8
　　　　　　TEL.03(3363)9221　FAX.03(3366)3503
　　　　　　http://www.gaiajapan.co.jp

Copyright SUNCHOH SHUPPAN INC. JAPAN2007
ISBN978-4-88282-506-7 C0077

落丁本・乱丁本はお取り替えいたします。
本書を許可なく複製することは、かたくお断わりします。
Printed and bound in Singapore

著　　者：アンナ・セルビー（Anna Selby）
新聞・雑誌ジャーナリスト、健康雑誌のスペシャリスト。著書は「アーユルヴェーダ美容健康法」（産調出版）「Aromatherapy」「The Healing Art Chinese Herbalism」など多数。現在、「タイム」、「イブニング・スタンダード」、「ハーパーズ＆クイーン」をはじめとする英国の各新聞社、雑誌に定期執筆中。

翻訳者：佐藤 志緒（さとう しお）
翻訳者。成蹊大学文学部英米文学科卒業。訳書に『どんなピンチも切り抜けられる言い訳オンパレード』『いやな気分を打ち消す本』（KKベストセラーズ）など。